"十四五"全国统计规划教材

"十三五"江苏省高等学校重点教材

2019-1-117

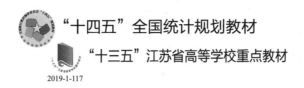

江苏省高等学校精品教材

医学统计学

（第四版）

主编　于　浩　柏建岭

编者　于　浩　柏建岭　陈　峰　易洪刚

　　　赵　杨　娄冬华　荀鹏程

中国统计出版社
China Statistics Press

图书在版编目(CIP)数据

医学统计学 / 于浩,柏建岭主编. — 4 版. — 北京:
中国统计出版社,2021.11(2024.3 重印)
ISBN 978-7-5037-9537-4

Ⅰ. ①医… Ⅱ. ①于… ②柏… Ⅲ. ①医学统计—统
计学—教材 Ⅳ. ①R195.1

中国版本图书馆 CIP 数据核字(2021)第 134957 号

医学统计学(第四版)

作　　者/于　浩　柏建岭
责任编辑/徐　颖
封面设计/黄　晨
出版发行/中国统计出版社有限公司
通信地址/北京市丰台区西三环南路甲 6 号　邮政编码/100073
电　　话/邮购(010)63376909　书店(010)68783171
网　　址/http://www.zgtjcbs.com
印　　刷/河北鑫兆源印刷有限公司
经　　销/新华书店
开　　本/710×1000mm　1/16
字　　数/225 千字
印　　张/12.75
版　　别/2021 年 11 月第 4 版
版　　次/2024 年 3 月第 3 次印刷
定　　价/39.00 元

国家统计局
全国统计教材编审委员会第七届委员会

出版说明

　　教材之于教育,如行水之舟楫。统计教材建设是统计教育事业的重要基础工程,是统计教育的重要载体,起着传授统计知识、培育统计理念、涵养统计思维、指导统计实践的重要作用。

　　全国统计教材编审委员会(以下简称编委会)成立于1988年,是国家统计局领导下的全国统计教材建设工作的最高指导机构和咨询机构,承担着为建设中国统计教育大厦打桩架梁、布设龙骨的光荣而神圣的职责与使命。自编委会成立以来,共组织编写和出版了"七五"至"十三五"七轮全国统计规划教材,这些规划教材被全国各院校师生广泛使用,对中国统计教育事业作出了积极贡献。

　　党的十九届五中全会审议通过的《中共中央关于制定国民经济和社会发展第十四个五年规划和二〇三五年远景目标的建议》,为推进统计现代化改革指明了方向,提供了重要遵循。实现统计现代化,首先要提升统计专业素养,包括统计知识、统计观念和统计技能等方面要适应统计现代化建设需要,从而提出了统计教育和统计教材建设现代化的新任务新课题。编委会深入学习贯彻党的十九届五中全会精神,准确理解其精神内涵,围绕国家重大现实问题、基础问题和长远问题,加强顶层设计,扎实推进"十四五"全国统计规划教材建设。本轮规划教材组织编写和出版中重点把握以下方向:

　　1.面向高等教育、职业教育、继续教育分层次着力打造全系列、成体系的统计教材优秀品牌。

　　2.围绕统计教育事业新特点,组织编写适应新时代特色的高质量高水平的优秀统计规划教材。

　　3.积极利用数据科学和互联网发展成果,推进统计教育教材融媒体发展,实现统计规划教材的立体化建设。

　　4.组织优秀统计教材的版权引进和输出工作,推动编委会工作迈上新台阶。

5.积极组织规划教材的编写、审查、修订、宣传评介和推广使用。

"十四五"期间,本着植根统计、服务统计的理念,编委会将不忘初心,牢记使命,充分利用优质资源,继续集中优势资源,大力支持统计教材发展,进一步推动统计教育、统计教学、统计教材建设,进一步加强理论联系实际,有序有效形成合力,继续创新性开展统计教材特别是规划教材的编写研究,为培养新一代统计人才献智献策、尽心尽力。

同时,编委会也诚邀广大统计专家学者和读者参与本轮规划教材的编写和评审,认真听取统计专家学者和读者的建议,组织编写出版好规划教材,使规划教材能够在以往的基础上,百尺竿头,更进一步,为我国统计教育事业作出更大贡献。

国家统计局
全国统计教材编审委员会
2021 年 9 月

第四版前言

　　本书介绍了医学统计学的基本概念、基本理论和基本方法,是医学生学习医学统计学的入门教材。全书共 10 章,第 1 章绪论,介绍统计学中的一些基本概念;第 2 章介绍统计资料的整理与描述;第 3 章介绍了统计学中最重要的两个理论分布:正态分布和二项分布,是统计学的基础;第 4 章以均数为例介绍了统计推断的基本概念、内容和方法,是全书的核心章节;第 5、第 6、第 8 章进一步介绍了不同资料的统计推断方法;第 7 章介绍了两个变量间线性关系的描述与分析;第 9 章介绍了研究设计的基本概念和基本方法;第 10 章是综合分析,旨在通过实例引导读者综合运用所学方法对实际资料进行分析,在书本知识和实际问题之间架起一座桥梁,从而提高解决实际问题的能力,这是本书的特色。每个例题后的专业结论,便于学生撰写专业论文时,根据统计学结果下专业结论。附录中的 50 道选择题供课后练习,从而加深对统计学概念的理解和方法的应用。本书语言精练,篇幅短小,适合 48 学时以内的教学,可供非预防医学专业的学生使用。本次再版结合统计学的最新进展,对书中的一些内容进行了修订。

　　医学统计学中的一些概念比较抽象,所涉及的数理统计学理论也比较复杂,为了使这些概念和理论易于理解,便于接受,我们开发了《医学统计学中随机现象的计算机模拟系统》和《医学统计学虚拟仿真实验在线平台》,采用计算机随机试验的方式,通过动画、图片和文字,验证统计学中的一些基本定理和抽象理论,将抽象的概念具体化、形象化,复杂的理论简单化、生动化。学生自己在线操作,加深对基本概念、基础理论的理解,从而架起了抽象理论与实际现象之间的桥梁。

　　本书的编写和出版自始至终得到了江苏省教育厅、南京医科大学的关心和资助,以及中国统计出版社的大力支持。第一版于 2004 年 12 月出版,2005 年被评选为江苏省高等学校精品教材,并于 2005 年 12 月再版。2008 年 1 月由台湾合记图书出版社在台湾出版发行。2012 年被全国统计教材编审委员会遴选为"十二五"全国统计规划教材，于 2013 年 7 月出版第三版。2019 年入选江苏省高等学校重点教材立项建设名单。2021 年又被列入"十四五"全国统计规划教材。

出版 18 年来一直得到广大读者的关心和厚爱，作者表示衷心感谢。由于编者学识水平有限，难免有不妥之处，敬请广大师生提出宝贵意见。

编　者

2021 年秋于南京

前　言

　　《医学统计学》是医学科学的一个组成部分,是医学院校各专业学生的公共必修课。作为20世纪发展最快的学科之一,统计学已经应用到几乎所有的学科领域,医学也不例外。最近的一次调查表明,有76%的医学研究论文中运用了统计分析方法,但几乎所有的研究论文都运用了统计学思想。医学统计学已经成为21世纪医学科学工作者必须掌握的工具之一。

　　本书介绍了医学统计学的基本概念和方法。全书共十章,第一章是绪论,介绍一些基本概念;第二章介绍统计资料的整理与描述;第三章介绍了统计学中最重要的两个理论分布:正态分布和二项分布,是统计学的基础;第四章以均数的推断为例介绍了统计推断的基本概念、内容和方法,是全书的核心章节;第五、六、八章进一步介绍了不同资料的统计推断方法;第七章介绍了两个变量间线性关系的描述与分析;第九章介绍了研究设计的基本概念和基本方法;第十章是综合分析,旨在通过实例引导读者综合运用所学方法对实际资料进行分析,在书本知识和实际问题之间架起一座桥梁,从而提高解决实际问题的能力,这是本书的特色。本书可供非预防医学专业的学生使用。

　　现代教育技术手段的不断发展,使得医学统计学的教学方式也发生了巨大的改变。我们开设的《医学统计学》作为在建的精品课程,已经在网上运行了,网络课程中除了课堂所讲述的内容外,还为学有余力的同学提供了大量的进一步学习的素材和参考资料,其中包括一些英文原版教材、名词解释、统计幽默、统计软件操作指导等,还介绍了国内外一些著名的统计学家。教师通过网络布置作业,自动实时批改作业;教师和同学们可以在网络课程中自由讨论、交流,加强了师生沟通,提高了学习效率,不同层次的同学均可有所收益。

　　医学统计学中的一些概念比较抽象,所涉及的数理统计学理论也比较复杂,为了使这些概念和理论易于理解,便于接受,我们自行研制开发了《医学统计学中随机现象的计算机模拟系统》,采用计算机随机试验的方式,通过动画、图片和文字,验证统计学中的一些基本定理和抽象理论,将抽象的概念具体化、形象化,复杂的理论简单化、生动化。通过教师在课堂演示和学生自己操作模拟系统,加深对基本概念、基础理论的理解,从而架起了抽象理论与实际现象之间的桥梁。实践证明,这种教学方法提高了教学质量,也激发了同学们的学习兴趣。

本书的编写自始至终得到了南京医科大学公共卫生学院的关心和帮助,得到南京医科大学教材建设委员会的大力支持。柏建岭验算了书中所有实例。作者表示衷心感谢。

由于我们学识水平有限,难免有不妥之处,敬请广大师生提出宝贵意见。

编　者
2004 年秋于南京

目　录

第 1 章　绪论 ……………………………………………………… (1)
　1.1　引言 ………………………………………………………… (1)
　1.2　几个基本概念 ……………………………………………… (3)

第 2 章　统计资料的整理与描述 ………………………………… (9)
　2.1　频数表 ……………………………………………………… (9)
　2.2　描述集中位置的指标 ……………………………………… (12)
　2.3　描述离散趋势的指标 ……………………………………… (14)
　2.4　分类资料的率和比 ………………………………………… (18)
　复习思考题 ……………………………………………………… (24)

第 3 章　正态分布和二项分布 …………………………………… (26)
　3.1　随机变量的概率分布 ……………………………………… (26)
　3.2　正态分布 …………………………………………………… (27)
　3.3　二项分布 …………………………………………………… (33)
　复习思考题 ……………………………………………………… (37)

第 4 章　统计推断基础 …………………………………………… (38)
　4.1　抽样误差与标准误 ………………………………………… (38)
　4.2　参数估计 …………………………………………………… (44)
　4.3　假设检验的基本思想与步骤 ……………………………… (48)
　4.4　均数比较的假设检验 ……………………………………… (51)
　4.5　第一类错误与第二类错误 ………………………………… (56)
　4.6　假设检验时应注意的问题 ………………………………… (58)
　复习思考题 ……………………………………………………… (61)

第5章 方差分析 …… (63)
5.1 方差分析的基本思想 …… (63)
5.2 成组设计资料的方差分析 …… (66)
5.3 随机区组设计的方差分析 …… (67)
5.4 多个样本均数间的两两比较 …… (70)
5.5 方差分析的应用条件 …… (72)
复习思考题 …… (75)

第6章 分类资料的统计推断 …… (77)
6.1 率的区间估计 …… (77)
6.2 样本率与总体率的比较 …… (78)
6.3 两样本率的比较 …… (80)
6.4 多组率或构成比的比较 …… (85)
6.5 配对两分类资料的假设检验 …… (87)
复习思考题 …… (88)

第7章 直线相关与回归 …… (91)
7.1 确定性关系与非确定性关系 …… (91)
7.2 直线相关 …… (91)
7.3 直线回归 …… (96)
7.4 直线相关与回归应用注意事项 …… (104)
复习思考题 …… (106)

第8章 秩和检验 …… (108)
8.1 秩次与秩和 …… (108)
8.2 配对设计差值比较的符号秩和检验 …… (109)
8.3 成组设计两样本比较的秩和检验 …… (111)
8.4 成组设计多样本比较的秩和检验 …… (114)
8.5 随机区组设计资料的秩和检验 …… (117)
8.6 多样本资料的两两比较 …… (118)
复习思考题 …… (120)

第 9 章　研究设计基础 ·· (123)

　9.1　研究设计的意义 ·· (123)

　9.2　实验研究的特点 ·· (124)

　9.3　实验研究的基本要素 ·· (124)

　9.4　实验设计的基本原则 ·· (127)

　9.5　研究设计的常见类型 ·· (131)

　9.6　常见的抽样方法 ·· (134)

　复习思考题 ·· (137)

第 10 章　统计方法的综合运用 ····································· (138)

　10.1　统计学设计及统计方法的选择 ····························· (138)

　10.2　基本统计方法选择的流程图 ······························· (151)

附录 A　统计用表 ·· (154)

　附表 1　标准正态分布曲线下的面积，$\Phi(-u)$值 ··········· (154)

　附表 2　t 界值表 ·· (155)

　附表 3　F 界值表(方差分析用) ··································· (156)

　附表 4　F 界值表(方差齐性检验用) ····························· (160)

　附表 5　q 界值表(Student-Newman-Keuls 法) ··············· (162)

　附表 6　q'界值表(Dunnett 法) ··································· (163)

　附表 7　百分率的可信区间 ·· (164)

　附表 8　χ^2 界值表 ··· (170)

　附表 9　T 界值表(配对比较的符号秩和检验用) ··············· (171)

　附表 10　T 界值表(两组比较的秩和检验用) ··················· (172)

　附表 11　H 界值表(三组比较的秩和检验 Kruskal-Wallis 法) ········· (173)

　附表 12　M 界值表(区组设计的秩和检验 Friedman 法) ········· (174)

　附表 13　随机排列表($n=20$) ····································· (175)

　附表 14　随机数字表 ··· (176)

附录 B　英汉医学统计学词汇 ······································ (177)

附录 C　选择题 ··· (185)

参考文献 ··· (190)

第1章 绪 论

1.1 引言

医学科学研究的不断深入推动着医学科学的发展,作为研究和观察的结果,一大堆包藏着万物奥秘的数据(data)"乱七八糟"地呈现在人们面前,科学家借助统计方法(statistical methods)来分析这些数据,从而更好地理解所研究的问题,解释所观察到的现象,并发现其中的规律性。统计学(statistics)已经成为医学科学研究的重要组成部分。

统计学是研究数据的搜集、整理与分析的科学,面对不确定数据作出科学的推断或预测,直至为采取一定的决策和行动提出依据和建议。统计分析就是使数据变成信息,使信息变成知识,从而推动科学进步的一个过程。

医学统计学(medical statistics)是运用统计学原理和方法研究生物医学资料的搜集、整理、分析和推断的一门学科。医学研究的对象主要是人体以及与人体的健康和疾病相关的各种因素。由于影响人体的因素错综复杂,而人体对影响因素的反应又往往各不相同,即个体变异普遍存在,必须运用统计方法透过具有偶然性的现象来探测其规律性。

医学统计学与生物统计学(biostatistics)、卫生统计学(health statistics)是统计学原理和方法在互有联系的不同学科领域中的应用,三者间既有区别,又有交叉,故难以截然划定界限。生物统计学应用于生物学研究,从生物范畴的角度来看,显然比医学统计学的范围更广,其原理和方法一般均可应用于医学研究。医学统计学和卫生统计学均应用于医学研究,而前者侧重于医学的生物性方面,后者侧重于公共卫生学的社会性方面。

1.1.1 医学统计学的主要内容

医学研究和统计学的关系日益密切,可以说,几乎没有一个医学研究用不上统计方法;同时,几乎所有的统计学原理与方法均可在医学研究的应用中找到直接或间接的用途。根据目前医学生的现状,本书着重介绍以下主要内容:

1) 医学研究统计设计。进行医学科研设计,除应用必要的专业知识外,必须遵循统计学设计的基本原理,对实验的每个环节进行周密设计,目的在于创造一致的对比条件,有效地控制实验误差,以较少的人力、物力和时间取得较好的效果。详见第 9 章。

2）分布理论。是统计学的理论基础,主要用于探讨疾病的统计分布规律,为选择相应的统计分析方法（如假设检验、统计建模、质量控制、疾病监测方法等）提供依据,是制订正常值范围,研究疾病等在空间上、时间上或人群中的分布规律的重要手段。详见第 3 章。

3）统计描述。对原始资料进行一般性的描述,以期得到初步的了解和直观印象。如平均水平,离散程度,分布形状等。可用统计指标和统计图表表示。详见第 2 章。

4）参数估计与假设检验。是推断统计学的重要组成部分。在大多数医学科研中需要对研究对象的全体（称之为总体）的某些特征参数作出适当的估计,包括均数、率等;或对资料是否来自具有某种属性的总体进行检验。常用于新药鉴定、病因分析、理化检验方法和技术水平的考核等。包括 t 检验、方差分析、χ^2 检验、秩和检验等。详见第 4、第 5、第 6、第 8 章。

5）相关与回归。主要研究两变量之间的关系,常用于病因学研究、发育或生理功能评价以及各种预测、趋势分析等。包括线性相关、直线回归。详见第 7 章。

作者专门安排了"统计方法的综合运用"一章,以帮助同学们正确理解和灵活运用所学医学统计学知识,在书本知识和实际问题之间架起一座桥梁,从而提高分析问题和解决问题的能力。

1.1.2　学习医学统计学的目的与要求

医学生学习医学统计学并非要使其成为统计专业人员,其目的在于使大家具备统计学思维,学会从不确定性和概率的角度去考虑问题;学会结合专业问题合理进行课题设计,通过精细的研究获得可靠、准确的资料;学会正确运用统计方法充分挖掘资料中隐含的信息,并能恰如其分地作出理性概括,写成具有一定学术水平的研究报告或科学论文,提高自身的科研素养。

为此,医药卫生各专业的学生必须学习医学统计学。

1.1.3　如何学好医学统计学

统计学思维是用变异与不确定性、机遇与概率的观点去考虑问题,在齐同的基础上去比较、分析,依据概率用逻辑推理去做结论,属于从个别到一般的归纳推理型思维。这在一定程度上与人们在其他学科学习和日常生活中养成的确定性的、偏于从一般到个别的演绎推理型的思维方法有所不同,初学统计应注意这一点。

统计离不开数字,每个数字都有其实际意义。表面上看起来杂乱无章的数字,其间却隐含着内在的规律。因此不要厌烦数字,应重视原始数据的完整性和准确性,对数据处理持严肃、认真、实事求是的科学态度,严禁伪造和篡改统计数字。

统计亦离不开公式和计算。统计学中的公式都是由实际问题引申出来的,一般都有其实际意义,虽不要求掌握其数学推导,但了解其直观意义、用途和应用条件是必要的,学习时要留心有关解释,并多加思考,这将有助于对公式的理解和正确应用。学习医学统计学还应该多做练习,本书的每一章均配有一定数量的习题,通过做练习,帮助大家学会思考,熟悉概念,学会正确运用统计方法处理实际问题。统计中遇到的计算无非就是加、减、乘、除、平方、开方、对数、指数,再加上查表等,并不复杂,尽管现在有很多统计分析软件包,可以省去烦琐的计算,但如果对统计概念理解不透,统计方法选择不当,对统计分析软件输出的结果亦不会有更深刻的认识和正确的解释。因此,做一些简单的、数据量少的练习是必要的,只有这样才能加深对书本知识的理解,体会出其中滋味。

正确应用统计方法,能帮助我们正确认识客观事物,阐明事物的固有规律,从而把感性认识提升到理性认识。但统计不是万能的,它绝不能改变事物的本来面目,把不存在的规律"创造"出来。有些人在进行试验之前没有充分考虑,收集了一些不准确、不可靠或不全面的资料,希望用统计方法来弥补,这是不可能的,统计只能认识规律而不能"创造"规律。

最后必须注意,统计分析手段需要有正确的医学理论作指导,不能将医学问题归结到纯粹的数量问题,否则会归纳出错误的,甚至是荒谬的结论。统计学上所得到的结论都具有概率性,它不能证明什么,但可提高你的分辨能力和判断能力,为科学决策提供依据。

1.2　几个基本概念

1.2.1　同质

性质相同的事物称为同质(homogeneity)的,否则称为异质的或间杂(heterogeneity)的。观察单位间的同质性是进行研究的前提,也是统计分析的必备条件,缺乏同质性的观察单位是不能笼统地混在一起进行分析的。如不同年龄组男童的身高不能计算平均数,因为所得结果没有意义。

不同研究中或同一研究中不同观察指标对观察对象的同质性的要求不同,即同质是相对的。例如,男性身高与女性身高有着本质的差别,因此,在考虑身高这一指标时,不能把不同性别的人混在一起,此时,不同性别表示不同质;而在研究白细胞计数这一指标时,因性别对该指标影响甚微,故可以把不同性别的人放在一起分析。又如,在某新药的临床试验中,计算有效率的观察病例必须患同一疾病,甚至具有相同的病型、病情、病程等,对同质性的要求是很严格的;而计算不良反应发生率,通常可将不同病种的病例合起来统计,此时对同质性的要求只有一条:按规定服用该新药。

1.2.2　变异

宇宙中的事物千差万别,各不相同,即使是同质事物,就某一观察指标来看,各观察单位(亦称个体)之间也有差别,这种同质事物间的差别称为变异(variation)。例如,研究儿童的身体发育,同性别、同年龄儿童的身高,有高有矮,各不相同,称为身高的变异。由于观察单位通常即观察个体,故变异亦称个体变异(individual variation)。变异表现在两个方面:其一,个体与个体间的差别;其二,同一个体重复测量值间的差别。变异是宇宙事物的个性反映,在生物学和医学现象中尤为明显。

变异是由于一种或多种不可控因素(已知的和未知的)以不同程度、不同形式作用于生物体的综合表现。如果我们掌握了所有因素对生物体的作用机制,那么,生物体的某指标之观察值就是可预测的了。有些指标的变异原因已被人们认识,例如,染色体决定了新生儿的性别;有些指标的变异原因已被认识一部分,比如,人的身高受遗传和后天营养的影响,但尚有一部分影响因素是未知的;更多的情况下,影响变异的因素是未知的。就每个观察单位而言,其观察指标的变异是不可预测的,或者说是随机的。观察指标的表述用变量(variable),或称随机变量(random variable)。当观察值的个数达到足够多时,其分布将趋于稳定,并最终服从于总体分布(distribution of population)。

个体变异现象广泛存在于人体及其他生物体,是个性的反映。虽然每个个体的变异表现出一定的随机性和不可预测性,但变异并不等于杂乱无章,指标的变异是有规律的,当所观察的个体数足够多时,观察值的分布将呈现一定的规律性,这是总体的反映。统计学就是探讨变异规律并运用其规律性进行深入分析的一门学科。可以这么说,没有变异就没有统计学。

1.2.3　总体与样本

就某一观察指标而言,总体(population)是根据研究目的所确定的同质观察单位的全体;个体(individual)是构成总体的最基本的观察单位;样本(sample)是从总体中随机抽取的部分个体;样本中所包含的个体数称为样本量(sample size)。

例如,调查某地某年正常成年男子的红细胞计数,则观察对象是该地的正常成年男子,全部正常男子的红细胞计数构成了研究总体,其同质基础是同一地区,同一年份,同为正常人,同为成年男性。观察单位是该地该年的每一个正常成年男子。今从中抽取了 20 名,测得其红细胞计数,则这是一个样本量为 20 的样本。这里的总体只包括(确定的时间、空间范围内)有限个观察单位,称为有限总体(finite population)。有时总体是假想的,如研究某种辅助疗法对肾移植病人生存时间的影响,这里总体的同质基础是同为肾移植病人,同用某种辅助疗法,总体包括设想用该辅助疗法的所有肾移植病人,是没有时间和空间概念的,因而观察单位是无限的,称为无限总体(infinite population)。

医学研究中的总体很多是无限总体,要直接研究总体是不可能的。即使是有限总体,如果包含的观察单位过多,也要花费大量的人力、物力、财力,有时也是不可能的和不必要的。如检查乙肝疫苗的合格率,不可能将所有的疫苗打开逐一检查。所以实际工作中总是从总体中随机抽取一定含量的样本,目的是根据样本所提供的信息推断总体的特征,这是统计推断的根本内容。

1.2.4 随机

随机(random)是一种完全由机会支配的抽样或分配,不受任何其他因素控制,是为了保证抽取的样本对总体的代表性,使各对比组间在非处理因素(已知或未知)的分布方面尽量保持均衡一致,或平衡实际顺序的影响,而采取的一种避免偏倚的统计学措施。随机包含三个方面:

1) 抽样随机。每一个符合条件的实验对象参加实验的机会相同,即总体中每个个体有相同的机会被抽到样本中来。抽样随机是保证所得到的样本具有代表性,以使研究所得结论具有普遍意义。

2) 分组随机。每个实验对象分配到同一处理组的机会相同。分组随机是保证各处理组间实验对象尽可能均衡一致,以提高各组间的可比性。

3) 实验顺序随机。每个实验对象先后接受处理的机会相同;实验顺序的随机就是平衡实验顺序对观察结果的可能影响。

随机是实验设计中必须遵循的基本原则之一,在实验对象的抽样、分组、实施过程中均应遵循随机化原则。随机化方法很多,普通用的抽签法或掷骰子法就是最原始、最简单的随机化方法。在科学实验中随机化是通过计算机产生的随机数(random number)实现的。详见第 9 章。

1.2.5 变量的分类

统计分析最基本的是变量,即观察对象个体的特征或测量的结果。由于个体的特征或指标存在个体差异,观察结果在测量前不能准确预测,故称为随机变量

(random variable)，简称为变量(variable)。变量的取值称为变量值或观察值(observation)。

例如，以人为单位，调查某地某年新生儿，"性别"变量的观察结果有男有女；"体重"变量的观察结果有大有小；"身长"变量的观察结果有长有短；"是否畸形"变量的观察结果有正常、可疑、畸形；"血型"变量的观察结果有 A、B、O、AB 型；"母亲年龄"变量的观察结果亦有大有小；"母亲曾生胎次"变量的观察结果有 0，1，2，…；"母亲文化程度"变量的观察结果有文盲、小学、初中、高中、大学等。以上可见，变量的取值可以是定量的，亦可以是定性的。按变量的取值之特性，可将变量分为数值变量和分类变量，不同类型的变量应采用不同的统计分析方法。

1) 数值变量(numerical variable)。或称定量变量，其取值是定量的，表现为数值大小，一般有度量衡单位，亦称定量资料。上述体重、身长、母亲年龄、胎次均属数值变量。常用第 4、第 5 章的统计分析方法。

2) 分类变量(categorical variable)。以定性或等级方式表达某项观察结果，表现为互不相容的类别或属性，有两种情况：

① 无序分类(unordered categories)。其取值是定性的，亦称定性变量。包括：a. 二项分类。如上述"性别"变量。表现为互相对立的两种结果。b. 多项分类。如上述"血型"变量。表现为互不相容的多类结果。常用第 6 章的统计分析方法。

② 有序分类(ordered categories)。各类之间有程度上的差别，或等级顺序关系，有"半定量"的意义，亦称等级变量。如上述"是否畸形"变量和"母亲文化程度"变量。常用第 8 章的统计分析方法。

根据分析需要，数值变量可以转化为有序分类变量，有序分类变量可以转化为无序分类变量。如上述"体重"变量属数值变量，如按体重小于 2500g 为低体重儿，大于等于 2500g 为正常儿，则"体重"变量转化为二项分类变量。但需注意这种转换可能损失部分信息。

1.2.6 统计量与参数

由样本所算出的统计指标或特征值称为统计量(statistic)。例如，为了解健康成年男子每升血液中的白细胞数，对一群健康成年男子进行检测，由所得的一系列数值算出一个算术均数(样本均数)是一个统计量；反映该组数据的变异程度的标准差亦是一统计量。又如，为研究某种畸形的发生率，观察了某年某地出生的所有新生儿，根据该畸形的发生数及新生儿总数求得的畸形发生率是一个统计量。从这些统计量可以估计相应的总体均数、总体标准差、总体率等。这些总体的统计指标或特征值称为参数(parameter)。

总体参数是事物本身固有的、不变的，但往往是未知的。而统计量则是已知的,且随着所抽取样本的不同而不同,但统计量的分布是有规律的,这种规律是统计推断的理论基础。详见第 4 章。

1.2.7 抽样误差

由于总体中每个个体存在着变异,因此从同一总体中随机抽取若干个个体所组成的样本,其统计量如样本均数、样本标准差或样本率等,与相应的总体参数一般不会恰好相等。如从某地 1992 年 7 岁男童的总体中随机抽取含量为 120 的样本,算得其平均身高(统计量)为 119.41cm,这个数不一定恰好等于该地 7 岁男童的总体均数(参数)。又如,从某地随机抽取 500 人,查出 HBsAg 阳性率为 10.2%(统计量),这个数不一定恰好等于该地人群中 HBsAg 的阳性率(参数)。这种由随机抽样引起的样本统计量与总体参数的差别称为抽样误差(sampling error)。

由于生物体的变异总是客观存在的,因而抽样误差是不可避免的,但抽样误差的规律是可以被认识的,因而是可以控制的。统计推断(statistical inference)就是运用抽样误差的规律性对总体的某些特征进行估计和推断。

一般来说,样本量愈大,抽样误差就愈小,用样本推断总体的精确度就愈高。当样本无限接近总体时,抽样误差就会逐渐消失。

1.2.8 频率与概率

在 n 次随机试验中,事件 A 发生了 m 次,则比值

$$f = \frac{m}{n} = \frac{A \text{ 发生的试验次数}}{\text{试验的总次数}} \tag{1.1}$$

称为事件 A 在这 n 次试验中出现的频率(relative frequency)。m 称为事件 A 出现的频数(frequency)。频率常用小数或百分数表示,显然有:$0 \leqslant f \leqslant 1$。医学上通常所说的发病率、患病率、病死率、治愈率等都是频率。

如检查某药品的次品率,其结果如下:

表 1.1　某药抽样次品率随抽样次数变化情况

抽出样品数	n	50	100	600	1500	6000	9000	18000
次品数	m	0	2	7	19	56	93	176
次品率	$f/\%$	0	2	1.17	1.27	0.93	1.03	0.98

从表 1.1 可以看到,抽到次品数的多少具有偶然性,但随着抽样的大量进行,抽取的样品数逐渐增加,次品率 f 将愈来愈接近常数 1%。

实践表明,在重复试验中,事件 A 的频率,随着试验次数的不断增加将愈来愈

接近一个常数 p，频率的这一特性称为频率的稳定性。

频率的稳定性充分说明随机事件出现的可能是事物本身固有的一种客观属性，因而是可以被认识和度量的。这个常数 p 就称为事件 A 出现的概率(probability)，记作 $P(A)$ 或 P。这一定义称为概率的统计定义。它是事件 A 发生的可能性大小的一个度量。容易看出，频率为一变量，是样本统计量，而概率为常数，是总体参数。实践中，当试验次数足够多时，可以近似地将频率作为概率的一个估计。

显然，概率 P 有如下性质：

$$0 \leqslant P \leqslant 1 \qquad (1.2)$$

常以小数或百分数表示。事件 A 出现的概率愈接近于 0，表示 A 出现的可能性愈小；愈接近于 1，表示出现的可能性愈大。$P(A)=0$ 表示 A 为不可能事件，即 A 不可能发生；$P(A)=1$ 表示 A 为必然事件，即 A 必然要发生。

按概率的统计定义，为了确定一个随机事件的概率，就得进行大量重复试验。但有些情况下，可以根据事物本身的性质直接计算某事件的概率。例如，抛掷一枚质地均匀的硬币，因只有两种可能，且"出现正面"和"出现反面"的机会相等，各占一半，因此，事件 A（出现正面）的概率为 0.5。

又如，掷一颗骰子，设骰子是一均匀的六面体，分别标有 1 到 6，因掷一次只能出现其中一面，各点出现的可能性相同，所以在一次试验中出现"6 点"的概率为 $1/6$，而出现"1 点或 6 点"的概率为 $2/6$。

设某种随机现象具有如下特征：① 所有可能的结果只有有限个，记为 $A_1, A_2, \cdots, A_N$，它们出现的机会均等（等可能性）；② 在任一次试验中 $A_1, A_2, \cdots, A_N$ 至少出现其中一种（完备性）；③在任一次试验中 $A_1, A_2, \cdots, A_N$ 只能出现其中一种（互不相容性）。则在一次试验中 A_i 出现的概率为 $1/N$，出现 A_1 或 A_2 或…或 A_M 的概率为 M/N。这一定义称为概率的古典定义。

无论采用何种定义，概率的意义不变，即概率是描述随机事件发生的可能性大小的统计指标。

1.2.9　小概率事件及小概率原理

若某事件的发生概率很小，则称该事件为小概率事件。不同研究问题对小概率的要求不同，医学研究中，通常将概率小于等于 0.05 者称为小概率事件。这种小概率事件虽不是不可能事件，但一般认为小概率事件在一次试验中是不会发生的，这就是小概率原理。小概率原理是统计推断的一条重要原理。详见第 4 章。

第 2 章 统计资料的整理与描述

对搜集得来的资料（无论是数值变量资料，还是分类变量资料）都要进行整理，使其条理化、系统化，了解资料的数量特征、分布规律，以便进一步的统计分析。本章将分别阐述数值变量资料和分类变量资料的基本统计描述方法。

2.1 频数表

频数表或频数分布图作为描述资料的一种基本形式常见于文献、科研报告、工作总结和统计报表中，被称为加工过的资料。本节讲述如何对数值变量资料编制频数表。

2.1.1 频数表的编制

以一个实例来讲解频数表编制的过程及其必要性。

【例 2.1】 100 名成年男性的血红细胞计数（RBC，$10^{12}/L$）如下。试编制频数表。

4.09	5.33	5.62	4.63	5.18	4.27	5.07	3.60	3.31	5.32
4.88	4.31	4.12	5.33	4.40	4.79	3.92	5.46	4.81	5.09
4.20	4.13	3.94	4.41	5.26	4.66	5.29	5.23	5.58	3.53
4.54	4.68	4.48	4.40	4.76	4.81	4.57	4.97	3.94	5.48
4.27	5.10	5.78	5.12	3.60	4.01	4.75	5.80	6.01	5.50
5.36	4.18	4.33	4.84	4.74	4.60	4.76	4.58	4.34	4.72
4.81	3.84	4.17	4.85	3.29	4.91	4.45	4.43	4.99	4.49
4.35	5.26	5.04	5.38	4.93	5.41	4.52	3.86	4.99	4.24
4.50	4.92	4.13	5.05	5.14	5.05	5.17	4.55	5.42	5.70
4.67	6.18	4.37	5.40	4.15	4.08	4.71	4.12	4.79	4.89

从数据本身来看，很难判断这 100 名成年男性的血红细胞计数有何规律性。必须编制频数表。频数表的编制方法如下（为简便起见，以下的计算中略去单位）：

1) 求极差。极差（range），又称全距，用 R 表示，是数据集中最大值与最小值之差。本例的最大值和最小值已用粗体字标出，分别为 6.18 和 3.29，极差为二者之差，即 $6.18-3.29=2.89$。

2）确定频数表的组段数和组距。频数表的组段数的确定需要按观察单位数的多少而定，一般设 8～15 个组，当观察数较多时，可适当增加组段，观察数少时，也可以适当减少组段数。过多或过少组段数均不利于反映数据的分布特征，反而会掩盖一些有用的信息。组距（class interval）为每组的跨度，一般由极差与组段数之商来确定。

组段的界限要明确，不能有交叉。第一组应当包括最小值，最后一组应当包括最大值。每一组段的起点称为下限（low limit），而终点称为上限（upper limit），为避免交叉，每个组段从该组的下限开始（包括下限），到上限为止（不包括上限）。

这里设定组段数为 10，则组段为：$2.89/10=0.289 \approx 0.30$。

为便于计算，常取一方便的数作为组距，这里取组距为 0.30。于是第一组下限为 3.20，上限为 3.50（但不包括 3.50），记作"3.20～"；第二组下限为 3.50，上限为 3.80，记为"3.50～"；以此类推，最后一组下限为 5.90，上限为 6.20，记作"5.90～6.20"。见表 2.1 第（1）栏。

3）列表划记。将每一个观察值按其大小归于相应的组段中去，将每段中的频数汇总为频数表，见表 2.1 的第（2）栏。

还可以计算出每组频数占总观察单位数的频率，见表 2.1 的第（3）栏。

表 2.1　100 名成年男性的血红细胞计数频数表

组段/(10^{12}/L) (1)	频数 (2)	频率/% (3)
3.20～	2	2.00
3.50～	3	3.00
3.80～	8	8.00
4.10～	16	16.00
4.40～	18	18.00
4.70～	21	21.00
5.00～	14	14.00
5.30～	12	12.00
5.60～	4	4.00
5.90～6.20	2	2.00
合计	100	100.00

2.1.2　频数分布的图示

表 2.1 中频率显示了该 100 名成年男子的血红细胞计数的频数分布规律,但仍不直观。以血红细胞计数为横轴,频数为纵轴,每一组段画一直条,直条的面积与该组频数成正比,绘制成频数分布图,如图 2.1。

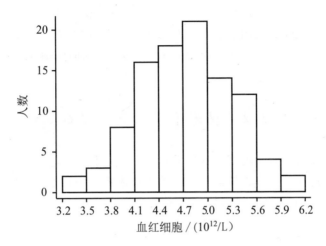

图 2.1　100 名成年男性的血红细胞计数的频数分布

由图 2.1 可以看出,该 100 名成年男子的血红细胞计数分布在 $3.2 \sim 6.2(10^{12}/L)$ 之间,分布最集中的区间为 $4.7 \sim 5.0(10^{12}/L)$,中心分布较多,中心向两侧分布逐渐减少,且基本对称。这就是该 100 名成年男子血红细胞计数的分布规律。

2.1.3　频数表和频数分布图的应用

对频数表和频数图的分析,主要在于以下几个方面:

1)观察有无可疑值。列出频数表并作出频数图后,容易发现一些特大或者特小的值,尤其是有时在频数表的两端,出现连续几个组段的频数为 0 后,又出现一些特大或特小的值,需要加以注意。例如,在进行一项近视眼激光治疗术后效果的眼科调查时,统计分析人员在将术后裸眼视力列成频数表并绘制成频数图后,发现裸眼视力的分布主要集中于 0.8 附近,而 0.1、0.2 附近无个体,反而视力为 0 处有数十例,使人怀疑这些数据是否准确,进一步核查后发现有关调查人员将缺失数据用 0 填充,导致此错误的发生。

2)便于进一步计算有关的统计指标并进行有关的统计分析。

3)考察分布的类型。频数分布可分为对称分布和非对称分布两种类型。例如,例 2.1 资料的分布近似对称分布。非对称分布又称偏态分布,是指观察值偏离中央的分布。当尾部偏向数轴正侧(或右侧)时,称正偏态(或右偏态),如人体中一些重金属元素（如发汞、尿铅）的分布、一些慢性病的住院天数的分布、食物中毒的潜伏期分布等。反之，尾部偏向数轴负侧（或左侧），则称负偏态（或左偏态）。如老年人生存质量的自评分的分布，则偏向分值较大的一侧，为负偏态分布。不同类型的分布，应采用不同的统计分析方法。

4）考察分布的特征。从频数表还可看到分布的两个重要特征，即集中位置（central tendency）和离散趋势（tendency of dispersion）。集中位置在表 2.1 资料中表现为 100 名成年男性的血红细胞计数大多集中在"4.70～"左右；但 100 个数据仍参差不齐，从最小的 3.29 到最大的 6.18，且由中间向两侧逐渐减少，数据的这种分布特征体现了离散趋势。详见本章 2.2 节和 2.3 节。

2.2 描述集中位置的指标

集中位置反映了一组观察值的平均水平，是数据分布的重要特征之一。在统计学中用来描述数值变量资料集中位置的指标体系是平均数（average），包括算术均数（arithmetic mean）、几何均数（geometric mean）、中位数（median）等。

2.2.1 算术均数

算术均数（arithmetic mean），简称为均数（mean），用希腊字母 μ 表示总体均数，读作"mu"，$\bar{X}$ 表示样本均数，读作"X bar"。均数反映了一组观察值的平均水平，适用于单峰对称或近似单峰对称分布资料的平均水平的描述。

用公式表示为：

$$\bar{X} = \frac{X_1 + X_2 + \cdots + X_n}{n} = \frac{\sum X_i}{n} \tag{2.1}$$

其中，$\sum$（读作 sigma）是求和的符号，$\sum X_i$ 表示对所有观察值 $X_1, X_2, \cdots, X_n$ 求和。

有时候，数据集中的每个观察值的重要性不尽相同，因此其对均数的贡献大小也不同，这时可以计算加权均数（weighted mean）。其计算公式为：

$$\bar{X} = w_1 X_1 + w_2 X_2 + \cdots + w_n X_n = \sum_{i=1}^{n} w_i X_i \tag{2.2}$$

w_i 为第 i 个观测值的权重（weight），说明重要性的大小。$w_i > 0$，$\sum w_i = 1$。

【例 2.2】 某学生期中、期末考试及平时成绩的得分分别为 85、90、75 分，各成绩在计算总评分时的权重分别为 0.3、0.5、0.2，即总评成绩中，期中考试成绩占

30%，期末考试成绩占 50%，而平时成绩占 20%，则成绩单上的总评成绩为：

$$\bar{X} = 0.3 \times 85 + 0.5 \times 90 + 0.2 \times 75 = 85.5$$

显然均数是加权均数的特例。其中 $w_i = 1/n$。

2.2.2　几何均数

有些医学资料，如抗体的滴度、细菌计数等，其频数分布呈明显偏态，各观察值之间呈倍数变化（等比关系），此时不宜用算术均数描述其集中位置，而应该使用几何均数（geometric mean）。几何均数一般用 G 表示，适用于各变量值之间成倍数关系，分布呈偏态，但经过对数变换后成单峰对称分布的资料。

变量值 X_1，X_2，X_3，$\cdots$，X_n 的几何均数为：

$$G = \sqrt[n]{X_1 \cdot X_2 \cdot \cdots \cdot X_n} \tag{2.3}$$

即将 n 个观察值相乘，再开 n 次方根。为了避免多次连乘导致数值过大出现计算器（机）内存"溢出"的情况发生，可用式（2.4）计算几何均数。

$$G = e^{\left[\frac{\ln X_1 + \ln X_2 + \cdots + \ln X_n}{n}\right]} = e^{\left[\frac{\sum \ln X_i}{n}\right]} \tag{2.4}$$

即先求对数值之均数，再取反对数。

【例 2.3】　5 份血清某种抗体的效价分别为 1∶10，1∶20，1∶40，1∶80，1∶160，试求几何均数。

该资料的各观察值呈倍数增加，其几何均数为：

$$G = \sqrt[5]{10 \times 20 \times 40 \times 80 \times 160} = 40$$

或　$G = e^{[\ln(10) + \ln(20) + \ln(40) + \ln(80) + \ln(160)]/5} = 40$

故平均抗体效价滴度为 1∶40。

计算几何均数时要注意，变量值中不能出现 0，且不能同时包括正值和负值。若变量值全为负值，可在计算时先略去负号，计算结束后再在结果前冠以负号。

2.2.3 中位数和百分位数

中位数（median）就是将一组观察值按升序或降序排列，位次居中的数，常用 M 表示。理论上数据集中有一半数比中位数小，另一半比中位数大。中位数既适用于资料呈偏态分布或不规则分布时集中位置的描述，也适用于开口资料的描述。所谓"开口"资料，是指数据的一端或者两端有不确定值。

计算中位数时，一般先将数据按升序排列，再按照式（2.5）计算。

$$M = \begin{cases} X_{[n+1]/2}, & \text{当 } n \text{ 为奇数} \\ [X_{n/2} + X_{n/2+1}]/2, & \text{当 } n \text{ 为偶数} \end{cases} \qquad (2.5)$$

【例 2.4】 对于某项风险较高的新手术术后的生存时间进行跟踪,共调查了 7 人,6 人死亡之前分别生存了 5 天、6 天、10 天、16 天、25 天、29 天,还有一人术后 30 天随访时仍存活。此时,由于最后一人无法确认其最终的存活时间,故本资料属于"开口"资料,无法计算其算术均数,而适宜计算中位数。

本例数据已经按从小到大的升序排列,$n = 7$,为奇数,其中位数为 16 天。

百分位数(percentile)是一种位置指标,以 P_X 表示,一个百分位数 P_X 将全部观察值分为两个部分,理论上有 $X\%$ 的观察值比 P_X 小,有 $(100-X)\%$ 观察值比 P_X 大。故百分位数是一个界值,也是分布数列的一百等份分割值。显然,中位数即是 P_{50} 分位数,即中位数是一特定的百分位数。

有时候某一百分位数实际上并不存在于数据集中。如序列 1,3,5,8,10,15,20,28,35,72,理论上 1 和 3 之间的任何值都可以作为 P_{10},因为不管是 1.1、1.3、2.0、2.5,甚至 2.999,都有一个数(10%)比它小,9 个数比它大(90%)。在实际工作中,往往取 1 和 3 的均数,即 2,作为 10% 分位数。

应用中位数和百分位数时要注意:

1) 中位数和百分位数的计算对资料分布没有特殊要求,所有资料均可计算中位数和百分位数。一般情况下,在例数较多时,分布在中间的百分位数较稳定,靠近两端的百分数,仅在样本量足够大时才趋于稳定,所以当样本量较少时不宜用靠近两端的百分位数来估计频数分布范围;

2) 由于中位数不是由全部观察值综合计算所得,它只受位置居中的观察值影响,与两端的极端值无关,因此在抗极端值的影响方面,中位数比均数具有较好的稳定性,但不如均数精确。因此,当资料适合计算均数或几何均数时,不宜用中位数表示其平均水平。

2.3 描述离散趋势的指标

仅用平均数来描述数值变量资料数据分布的特征是不够的,因为数据的分布特征不仅仅包括集中位置,还应当包括离散趋势。下面用一个例子来说明这个问题。

【例 2.5】 三组同性别、同年龄儿童的体重(kg)如下。试分析其集中位置和离散程度。

甲组	26	29	30	31	34	$\bar{X}_{甲} = 30\text{kg}$
乙组	24	27	30	33	36	$\bar{X}_{乙} = 30\text{kg}$
丙组	26	28	30	32	34	$\bar{X}_{丙} = 30\text{kg}$

以上三组资料的均数均为 30kg,但并不能因此说明这三组儿童的体重分布特征相同。从数据及图 2.2 可以看出乙组的资料比甲组和丙组的分布更"分散",即变异的程度不一样,甲组与丙组的体重分布也不尽相同。因此,除了用平均数来描述资料的集中位置外,还需要有描述资料离散程度的指标。常用来描述数据离散程度的指标有:极差、四分位数间距、方差、标准差及变异系数,尤以方差和标准差最为常用。

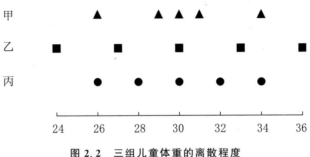

图 2.2　三组儿童体重的离散程度

2.3.1　极差

极差(range,记为 R),又称全距,是指一组数据中最大值与最小值之差。极差大,说明资料的离散程度大。如例 2.5 中的甲组和乙组的极差分别为 8kg 和 12kg,说明乙组的离散程度大于甲组。

用极差反映离散程度的大小,简单明了,故得到广泛采用,如用以说明传染病、食物中毒等的最短、最长潜伏期等。其缺点是:①不灵敏:仅利用了最大值和最小值,因此不能反映组内其他数据的变异程度,如例 2.5 中 $R_甲 = R_丙$,但两组的数值分布是不同的,极差没有反映这一特征;②不稳定:尤其在样本例数较多时,得到较大或较小的观察值的可能性越大,极差就有可能越大,故在样本例数相差悬殊时,不宜比较其极差。

2.3.2　四分位数间距

四分位数(quartile),即 P_{25} 和 P_{75} 。对 P_{25} 来说,有 25%(1/4)的观察值小于它,称为下四分位数,记为 Q_L ;对 P_{75} 来说,有 25%(1/4)的观察值大于它,称为上四分位数,记为 Q_U 。所谓四分位数间距(inter-quartile range,记为 Q)就是上四分位数与下四分位数之差,即:

$$Q = Q_U - Q_L \qquad (2.6)$$

其间包含了全部观察值的一半。所以四分位数间距又可看成中间一半观察值的极差。其意义与极差相似，数值大，说明变异度大；反之，说明变异度小。如例 2.1 中 100 名成年男性血红细胞计数的 25％和 75％百分位数分别为 4.32 和 5.13，故 Q $=5.13-4.32=0.81(10^{12}/L)$。

用四分位数间距反映变异程度的大小，虽然比极差稳定，但仍未考虑全部观察值的变异程度。类似地，可用 $P_{95}-P_5$，$P_{90}-P_{10}$ 或 $P_{80}-P_{20}$ 来表示变异程度，有时多个合用，但以四分位数间距最为常用。显而易见，极差即为 $P_{100}-P_0$。一般地，愈近分布中部的分位数间距愈稳定。

如集中位置用中位数描述，则相应的离散趋势用四分位数间距描述。

2.3.3 方差和标准差

极差和四分位数间距均没有利用所研究资料的全部信息，因此仍然不足以完整地反映资料的离散程度。而方差（variance）和标准差（standard deviation）由于利用了所有的信息，而得到了广泛应用。

对于一个总体而言，可以用数据集中各个观察值与均数之差（离均差）来反映数据集中每个个体的离散程度，然而并不能将所有的离均差加在一起来反映整个数据集的离散程度——因为结果为 0。往往将离均差平方后再相加，即 $\sum(X-\mu)^2$，称为离均差平方和（sum of squares）。但 $\sum(X-\mu)^2$ 的大小，除了与变异度有关，还与观察值的个数 N 的多少有关。为消除这一影响，用 N 除之，便得到总体方差，记为 σ^2，σ 读作 sigma。即：

$$\sigma^2 = \frac{\sum(X-\mu)^2}{N} \tag{2.7}$$

方差的度量单位是原观察值的度量单位之平方，将总体方差开平方，就是总体标准差，记为 σ。

$$\sigma = \sqrt{\frac{\sum(X-\mu)^2}{N}} \tag{2.8}$$

标准差直接地、总结地、平均地描述了观察值的离散程度。在同质的前提下，标准差越大，说明一组资料的变异程度越大。

实际工作中常常得到的是样本资料，而总体是未知的，故只能用样本统计量代替之，即以 $\sum(X-\bar{X})^2$ 代替 $\sum(X-\mu)^2$，以样本量 n 代替 N。这样得到的结果低估了实际的 σ，英国统计学家 W. S. Gosset 提出用 $n-1$ 代替 n 来校正。即用下式计算样本标准差 s：

$$s = \sqrt{\frac{\sum(X - \bar{X})^2}{n-1}} \qquad (2.9)$$

实际计算时也可以用公式(2.10):

$$s = \sqrt{\frac{\sum X^2 - \left(\sum X\right)^2 / n}{n-1}} \qquad (2.10)$$

显而易见,样本方差为 s^2。

例 2.5 中三组资料的样本标准差分别为: $s_甲 = 2.9155\text{kg}, s_乙 = 4.7434\text{kg}, s_丙 = 3.1623\text{kg}, s_乙 > s_丙 > s_甲$,即乙组的变异大于丙组,丙组的大于甲组。可见由于利用了所有观察值的信息,标准差在度量观察值的变异度方面比极差要准确。

【例 2.6】　求例 2.1 中资料的标准差。

因 $\sum X = 471.9800, \sum X^2 = 2261.8489$,故

$$s = \sqrt{\frac{2261.8489 - (471.9800)^2 / 100}{100 - 1}} = 0.5877(10^{12}/\text{L})$$

2.3.4　变异系数

变异系数(coefficient of variation, CV)亦称离散系数(coefficient of dispersion),为标准差与均数之比,常用百分数表示。

$$CV = \frac{s}{\bar{X}} \times 100\% \qquad (2.11)$$

变异系数没有度量衡单位,常用于比较度量单位不同或均数相差悬殊的两组或多组资料的离散程度。

【例 2.7】　度量衡单位不同的资料间的比较。某地 20 岁男子 100 人,其身高的均数为 171.06cm,标准差为 4.95cm;体重的均数为 61.54kg,标准差为 5.02kg。由于身高和体重的度量单位不同,不能直接比较标准差,可以比较其变异系数。

$$CV_{身高} = \frac{4.95}{171.06} \times 100\% = 2.89\%$$

$$CV_{体重} = \frac{5.02}{61.54} \times 100\% = 8.16\%$$

可见,该地男子体重的变异大于身高的变异。

【例 2.8】　均数相差悬殊的资料间的比较。表 2.2 是四个不同年龄组儿童身高的均数、标准差,由于不同年龄组儿童的身高相差较大,要比较四组儿童身高的

离散程度,不能仅看标准差。若从变异系数来分析,就可看出四个年龄组儿童身高的变异随年龄的增加而减少,恰好与标准差所表现的结论相反。

表 2.2   四个不同年龄组儿童身高的变异程度

年龄组	人数	均数	标准差	变异系数/%
1～2 月	100	56.3	2.1	3.7
5～6 月	120	66.5	2.2	3.3
3～3.5 岁	300	96.1	3.1	3.2
5～5.5 岁	400	107.8	3.3	3.1

需要注意的是,当均数太接近于 0 时,不宜计算 CV。

2.4   分类资料的率和比

前面三节主要介绍的是数值变量资料的统计描述,而对于分类资料而言,由于其结果多为定性的、等级的,故常用相对数(relative number)作为描述指标,如率(rate)、比(ratio)、构成比(proportion)等。

对分类资料的统计描述,需要按照研究目的先将资料分类汇总为分类资料频数表,再根据相对数的分子指标和分母指标的性质,选用相应的统计指标。如表 2.3 为某单位 50 岁以上员工不同体重指数下冠心病的发病情况,表中第(1)(3)栏反映了 BMI 各组段下冠心病的患者数。

表 2.3   某单位 50 岁以上员工冠心病患者数及其相对数

BMI 分组	人数	冠心病 患者数	各组与第一组 患者数之比	各组患者数 构成/%	各组冠心病 患病率/%
(1)	(2)	(3)	(4)	(5)	(6)
＜20	212	10	—	3.10	4.72
20～	661	57	5.70	17.65	8.62
24～	1120	125	12.50	38.70	11.16
26～	825	112	11.20	34.67	13.58
28～	102	19	1.90	5.88	18.63
合计	2920	323	—	100.00	11.06

注:体重指数 BMI ＝体重/身高^2(kg/m^2),BMI≥26 为肥胖。

以下分别介绍几种常用相对数指标的计算方法。

2.4.1　比

比(ratio)，又称相对比，是 A、B 两个有关指标之比，说明 A 为 B 的若干倍或百分之几，它是对比的最简单形式。其计算公式为：

$$比 = \frac{A}{B} \tag{2.12}$$

如表 2.3 中第二组段(BMI 在 20 与 24 之间)的与第一组段(BMI<20)的员工，冠心病的患者数之比为 57/10＝5.70，第(4)栏反映了 BMI 各组段下的冠心病患者数与第一组段之比。

公式(2.12)中两个指标 A、B 的性质可以相同，也可以不同。如医院的住院人数和床位个数之比、病房床位数和病房护士人数之比等。

2.4.2　构成比

构成比(proportion)，又称构成指标，它说明一种事物内部各组成部分所占的比重或分布，常以百分数表示，其计算公式为：

$$构成比 = \frac{某一组成部分的观察单位数}{同一事物内各组成部分的观察单位总数} \times 100\% \tag{2.13}$$

如表 2.3 中 BMI<20 的员工的冠心病患者数占该单位所有患者的比重，为 10/323×100%＝3.10%，是一个构成比。表 2.3 第(5)栏，是由第(3)栏数据算得的构成比，各部分构成比之和为 1 或 100%。

2.4.3　率

率(rate)，又称频率指标，用以说明某现象发生的频率或强度。常以百分率(%)、千分率(‰)、万分率(1/万)、十万分率(1/10 万)等表示。计算公式为：

$$率 = \frac{实际发生某现象的观察单位数}{可能发生某现象的观察单位总数} \times 比例基数(K) \tag{2.14}$$

比例基数(K)根据需要选用，可以是 100%、1000‰、……，主要使算得的率至少保留一二位整数。

如表 2.3 中 BMI<20 的员工，冠心病的患病率定义为该组段冠心病患者数(10 人)除以该单位所有 BMI<20 的 50 岁以上的员工数(有发病可能的总数，212人)，即 4.72%。

医学中有些频率指标的定义并不符合率的定义，如(某病)发病率的分子为"某时期内发病人数"，而被观察对象某时期内可能发病多次，所以发病人数是人次数；分母为"同时期平均人口数"，而按率的定义应为"同时期暴露总人数"。这些都是约定俗成，相沿习用的，应用中要注意区分。

2.4.4　应用相对数时应注意的问题

1)计算相对数的分母不宜过小。根据频率的稳定性，当观察单位足够多时，计算的相对数才比较稳定，能够正确反映实际情况，而例数较小时则不宜计算相对数。如某医师用组织埋藏法治疗了两例视网膜炎患者，一例有效，即报道有效率为50%，显然是不可靠的，不但不能正确反映事实真相，还会造成错觉，这时最好用绝对数表示。如果必须用率表示时，可同时给出其可信区间，详见第6章。

一般来说，发生率较大时，观察单位数可少一些；发生率较低时，观察单位数应多一些。对观察单位数的要求也不是千篇一律的，不同的研究其要求可不同。例如在动物实验中，由于采用周密设计，精选对象，严格控制实验条件以保证各组的均衡可比，此时每组只用十只或数十只小白鼠即可；而到了临床试验中，由于个体变异较大，数百例乃至数千例亦不算多，详细内容可参考有关试验设计的参考书。

2)分析时切不可以构成比代替率。构成比只能说明事物各组成部分的比重或分布，并不能说明某现象发生的频率或强度。如表2.3中 BMI$\geqslant 28$kg/m^2 的员工冠心病患者数的比重较低(5.88%)，但不能说明该组段冠心病患病情况很轻，欲知其患病频率，应用患病率做比较，实际该组段患病率居于第一位(18.63%)。尽管该组段患病率高，由于人数最少，所以实际患者数较少，致使比重较低，而患病率就不同了，是以该组段的人数为基础来衡量其发生的强度。

3)对观察单位数不等的几个率，不能直接相加求其平均率。如表2.3资料应当用合计冠心病患者数除以该单位50岁以上员工总人数，才是总患病率。即：

$$患病率 = \frac{323}{2920} \times 100\% = 11.06\%$$

而用各组的患病率直接加总再除以5会得到错误的结论。

4)对比时应注意资料的可比性。决定率(或构成比)高低的因素往往是多方面的，除了研究因素外，其余的重要影响因素应相同或相近，要在相同条件下对比。通常应注意：

①观察对象同质，时间相近，研究方法相同，以及地区、民族等客观条件一致。例如比较几种药物治疗流行性脑脊髓膜炎带菌者的阴转率，各组疗效的观察时间应相同，因为疗效与治疗时间有关，即使使用同一药物，若观察时间不等，其阴转率也会不同。

②其他影响因素在各组的内部构成应相近。如比较两个地区总死亡率时，当

两组资料的年龄、性别构成不同,只能按性别、年龄分别比较。

5)对两个或多个相对数指标进行比较时,应考虑抽样误差,进行假设检验(详见第 6 章),而并不能仅凭有关的相对数数值大小轻易地作出结论。

2.4.5　标准化法

表 2.4 是某市甲、乙两医院各科出院和治愈人数的资料,从内、外、妇、儿四个科室的实际治愈率可以看到甲院各科治愈率均优于乙院,然而总的治愈率 66.54% 却低于乙院的 79.31%,似乎甲院出院病人治愈情况不如乙院,出现截然相反的两种现象,原因何在?

表 2.4　某市甲、乙两院各科出院和治愈人数

科室	甲院			乙院		
	出院人数	治愈人数	治愈率/%	出院人数	治愈人数	治愈率/%
(1)	(2)	(3)	(4)	(5)	(6)	(7)
内科	876	295	33.67	329	104	31.61
外科	305	292	95.74	702	657	93.59
妇科	564	492	87.23	591	501	84.77
儿科	329	301	91.49	263	233	88.59
合计	2074	1380	66.54	1885	1495	79.31

从表 2.4 可以看出,甲、乙两院各科室的出院人数的构成不同。甲院中以内科出院人数为最多,乙院却以外科为最多。而不管在哪家医院,内科病人的出院治愈率都最低,外科病人的出院治愈率最高。显而易见,甲院较高的内科病人出院数"拉低"了整个医院的总出院治愈率,即不同的出院病人构成比造成了本节开始所述的矛盾。统计学上常用标准化法来消除这种影响。

1)标准化法的概念。当比较两类事物的总率时,如果此两类事物的内部构成不同,特别是某项能影响指标水平的重要特征在构成上不同,往往会高估或低估总率。在这种情况下,直接进行两个总率的比较,会产生错误的结论,就如同本节开始时所提到的例子。此时,必须首先设法消除这种内部构成上的差别,才能进行比较。统计学上将这种方法称为率的标准化(standardization),即采用统一的标准对内部构成不同的各组频率进行调整和对比的方法,调整后的率为标准化率,简称为标化率(standardized rate),亦称调整率(adjusted rate)。

本例标准化法的基本思想就是采用统一的标准出院人数构成,以消除各治疗科室人数构成不同对总治愈率的影响,使算得的标准化治愈率具有可比性。推而

广之，两人群出生率、患病率和病死率等的比较，常要考虑人群性别、年龄构成的标准化；试验组和对照组治愈率的比较，常要考虑两组病情轻重、病程长短的标准化等。率的标准化思想也可以用于均数的标准化，如试验组和对照组平均治愈天数的比较，也应考虑两组的病型、病情、病程等的标准化。了解了标准化法的基本思想，更可加强我们在分析资料时对可比性的重视，即应特别注意是否由于某方面的构成不同会影响总率（或均数）的可比性，这在实际工作中是很有意义的。

2）标准化率的计算。标准化率实际上是一加权平均。选定一个标准组，各小组观察人数为 N_i，总观察人数为 $N = \sum N_i$，以该标准组的构成比 N_i/N 作为加权系数：$w_1, w_2, \cdots, w_i$，各组均按该组系数求加权平均率，即为标准化率。设各部分的率分别为：$p_1, p_2, \cdots, p_i$，则其标化率为：

$$p' = \sum w_i p_i = \sum \left(\frac{N_i}{N}\right) p_i = \frac{\sum N_i p_i}{N} \tag{2.15}$$

【例 2.9】 对表 2.4 资料，求该市甲、乙两院的标准化治愈率。

以该市甲、乙两院各科室的出院人数合计作为共同标准，即内科 1205 人，外科 1007 人，妇科 1155 人，儿科 592 人，相应构成比分别为：0.3044、0.2544、0.2917 和 0.1495，以此为权重，分别求得甲、乙两院的标准化治愈率：

$$p'_{甲} = 0.3044 \times 0.3367 + 0.2544 \times 0.9574 + 0.2917 \times 0.8723 + 0.1495 \times 0.9149$$
$$= 73.73\%$$

$$p'_{乙} = 0.3044 \times 0.3161 + 0.2544 \times 0.9359 + 0.2917 \times 0.8477 + 0.1495 \times 0.8859$$
$$= 71.40\%$$

可见甲院标准化治愈率高于乙院，与分科室比较治愈率结论一致，解决了未标准化前出现的矛盾。

3）标准的选择。标准组应选择有代表性的、较稳定的、来自数量较大的人群作为标准，例如世界的、全国的、全省的、本地区的或本单位历年累计的数据等；也可选择相互比较的人群之一或合并作标准，如比较甲、乙两组资料时，可用甲、乙两组合并的数据作标准，本例即是如此。假如用甲组作为标准组，则乙组的标化率为 64.22%，结论一致。

同一被标准化组在不同的标准下所求得的标化率可能不等，但相互对比的趋势基本一致。然而，有时也会出现趋势相反的结果，所以在几组资料相互对比时，应该注意的是，标准化的目的是进行合理的比较，其使用价值仅限于相互比较时判明孰大孰小的相对关系，并不反映具体的实际水平。因此，要反映实际情况，则需用未标准化前的率。而在试验设计时应当尽量保证试验组和对照组在各有关因素上的均衡可比。

附:医学上常用的频率指标

1. **发病率**　表示某一时期一定人群中新发生的某病病例的频率。

$$某病发病率 = \frac{该期间内新发生的某病病例数}{一定时期内可能发生某病的平均人口数} \times K$$

2. **患病率**　表示某时点一定人群中现患病人的频率。

$$某病患病率 = \frac{观察时点内发现的某病现患病人总数}{该时点人口数} \times K$$

3. **检出率**　表示某时点受检人群中检出某病病例的频率。

$$某病检出率 = \frac{检查时发现某病的病例数}{该时点受检人口数} \times K$$

4. **感染率**(或带菌率)　表示某时点受检人群中检查出某病病原体(或病菌)感染者的频率。

$$某病感染率(或带菌率) = \frac{检查出某病病原体(或病菌)的人数}{受检人数} \times K$$

5. **疾病构成比**　表示一定期间内某种疾病的病例数在总病例数中的比重,不反映某病的具体发病水平。

$$某病新病例百分比 = \frac{某时期内某病新发病例数}{同时期内全部新病例数} \times 100\%$$

$$某病现患病例百分比 = \frac{检查出某病例数}{某时点检查出的疾病总例数} \times 100\%$$

6. **治愈率**　表示受治病人中治愈的频率。

$$治愈率 = \frac{治愈病人数}{受治病人数} \times 100\%$$

7. **有效率**　表示受治病人中治疗有效的频率。

$$有效率 = \frac{治疗有效人数}{受治病人数} \times 100\%$$

8. **病死率**　表示在规定的观察期内,某病患者中因该病而死亡的频率。

$$某病病死率 = \frac{观察期因某病死亡人数}{同期某病患者数} \times 100\%$$

9. **某病死亡率**　表示在某一时期内,人群中因某病而死亡的频率。

$$某病死亡率 = \frac{观察期因某病死亡人数}{同期平均人口数} \times 10^5 / 10\text{万}$$

复习思考题

1. 描述集中位置的指标有哪些？其适用范围有何异同？
2. 描述离散趋势的指标有哪些？其适用范围有何异同？
3. 常用相对数的指标有哪些？它们的意义和计算上有何不同？
4. 标准化的意义是什么？
5. 某地 120 名 7 岁男童身高(cm)资料如下：

123.60	121.03	115.42	113.40	124.02	123.41	122.81	125.83	112.33	122.91
124.79	110.12	117.91	126.32	116.55	113.31	114.38	127.22	112.80	120.13
120.62	124.84	117.17	109.85	118.96	116.66	117.44	121.68	118.82	117.63
120.05	119.90	115.24	121.42	125.64	124.24	118.17	120.07	115.12	118.76
116.74	128.35	124.43	115.36	113.59	125.39	120.62	120.10	122.46	120.51
113.26	118.44	122.30	117.36	116.46	121.33	120.88	111.86	117.99	112.65
117.44	124.44	118.69	121.40	118.61	130.75	118.31	121.44	117.16	129.65
111.36	115.26	120.78	123.84	123.16	121.23	126.14	118.65	119.19	116.02
115.78	119.01	116.63	120.63	114.30	119.96	116.63	128.41	117.42	123.32
114.09	118.58	116.73	117.11	117.97	108.13	126.42	119.66	119.69	118.38
115.16	115.01	119.48	127.58	122.14	122.63	115.57	123.70	123.39	119.59
123.40	119.72	120.60	115.50	123.78	118.41	118.82	114.56	119.45	118.11

(1) 编制频数表并绘制频数分布图,简述这组数据的分布特征。

(2) 计算均数、中位数、几何均数,用何者表示这组数据的集中位置好？

(3) 计算极差、四分位数间距、标准差,用何者表示这组数据的离散趋势好？

6. 测得某工厂 204 名轧钢工人白细胞中大单核数(个/100 白细胞)如下。试描述其集中位置和离散趋势。

大单核数	0~	2~	4~	6~	8~	10~	12~	14~	16~	18~	20~
人数	24	40	55	37	27	18	1	0	1	0	1

7. 40 名麻疹易感儿童接种麻疹疫苗后一个月,血凝抑制抗体滴度如下。试计算平均滴度。

抗体滴度	1:4	1:8	1:16	1:32	1:64	1:128	1:256	1:512
人数	1	5	6	2	7	10	4	5

8. 抽样调查某单位 2839 名职工高血压患病情况,结果如表 2.5。据此,某医生认为:①该企业单位职工高血压发病率为 8%,并随年龄递增,其中 40 岁以上患者占全部病例的 90.3%,60 岁以上者发病率为 100%;②高血压与性别有关,男性为 10.2%,女性为 4.5%,男性明显高于女性。以上分析是否妥当?

表 2.5　某单位男女职工各年龄组高血压病例分布

年龄组/岁	男			女		
	受检人数	病例数	发病率/%	受检人数	病例数	发病率/%
20～	333	5	1.5	712	4	0.6
30～	301	4	1.3	142	9	6.3
40～	517	64	12.4	185	27	14.6
50～	576	93	16.2	61	9	14.8
60～	12	12	100.0			
合　计	1739	178	10.2	1100	49	4.5

第3章　正态分布和二项分布

3.1　随机变量的概率分布

个体间的变异总是客观存在的,且受事物内部客观因素的支配,因此,变量值的分布是有一定规律的,或已知,或未知,但总是可以被认识的。这就是本章要讨论的随机变量的概率分布(probability distribution)。

概率分布是统计学赖以发展的理论基础,是研究随机现象的基本工具。任何统计分析方法都离不开特定的统计分布,而不同的分布又各具特性。通过对随机现象分布特征的描述,可以发现内在的客观规律。

统计学中,按变量的性质,将随机变量分为离散型变量(discrete random variable)和连续型变量(continuous random variable)两类。一般来说,某变量可以在某一实数区间内任意取值,该变量就是连续型变量。例如,身高、体重、血压等都属于连续型的。某变量只取有限个值,或可列个数(如取 0,1,2,3,…),该变量就是离散型变量。例如,性别、血型、某家庭子女数、某地段一年内的交通事故数,1ml 水中的细菌数等,都属于离散型的。

对随机变量的分布来说,有两个重要概念,即分布函数和密度函数。

1) 分布函数 $F(X)$

随机变量的取值小于或等于 X 的概率,显然,$F(X) \geqslant 0$,且 $F(-\infty)=0$,$F(+\infty)=1$。只要知道了分布函数 $F(X)$,分布的情况就清楚了。

2) 密度函数 $f(X)$

对离散型随机变量来说,$f(X)$ 就是变量取 X 时的概率,常记为 $P(X)$,显然,$P(X) \geqslant 0$,$\sum P(X)=1$。

对连续型随机变量来说,$f(X)$ 是 $F(X)$ 的导数,即

$$f(X) = F'(X)$$

或

$$F(b) - F(a) = \int_a^b f(X)dX = P(a \leqslant X \leqslant b)$$

且 $f(X) \geqslant 0$。

一般来说,数值变量属于连续型随机变量,而分类变量属于离散型随机变量。

每个随机变量都有它的分布,离开了分布函数就不能谈随机变量。本章重点介绍两种最常用的统计分布,即正态分布(normal distribution)和二项分布(binomial distribution)。

3.2　正态分布

正态分布又称 Gauss 分布(Gaussian distribution),是统计学中一个重要的概率分布,原因有三:其一,医学研究中的某些观察指标服从或近似服从正态分布;其二,很多统计方法建立在正态分布的基础之上;其三,很多其他分布的极限为正态分布。因此,正态分布是统计分析方法的重要基础。

3.2.1　正态分布的概念

若例 2.1 资料中的人数不断增加、分组数不断变多,组距不断分细,频数分布就会越来越呈现出中间高、两边低且左右对称的特征来,直方图的边线渐渐接近于一条光滑曲线(见图 3.1),这条曲线称为频数曲线,若以各组的频数在总样本量中所占的比例(频率)作图,则所得直方图称为频率曲线,由于频率的总和等于 100% 或 1,故该曲线下的面积为 100% 或 1。当所研究的变量确定后,变量值的分布型也随之确定。

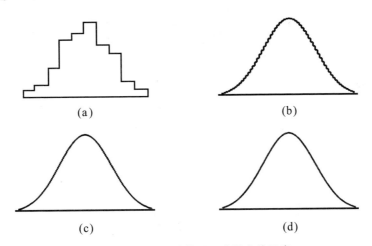

图 3.1　直方图逐渐接近一光滑曲线示意

3.2.2　正态分布图形

如果一个随机变量 X 的分布曲线由如下概率密度函数(probability density function,pdf)来刻画:

$$f(X) = \frac{1}{\sigma\sqrt{2\pi}} e^{-(X-\mu)^2/2\sigma^2}, \quad -\infty < X < +\infty \tag{3.1}$$

则称该随机变量 X 服从正态分布，记为 $X \sim N(\mu, \sigma^2)$。式中，μ 为总体均数，σ 为总体标准差，π 为圆周率，e 为自然对数的底，X 为变量，代表图形上横轴的数值，$f(X)$ 为纵轴数值。μ 和 σ 是正态分布的两个参数，当给定 μ 和 σ，就可按上式绘制一条正态分布曲线如图 3.2(a)。从这个意义上说，正态分布曲线是一簇曲线。

为了应用方便，常将正态分布变量做如下的数据转换：

$$u = \frac{X - \mu}{\sigma} \tag{3.2}$$

也就是将图 3.2(a) 的中心 μ 移到 0，横轴以 σ 为单位，使得变换后的均数为 0，标准差为 1，则将正态分布变换为标准正态分布（standard normal distribution），记为 $N(0,1)$。式中的 u 称为标准正态变量或标准正态离差（standard normal deviate），于是式（3.1）被简化为：

$$\varphi(u) = \frac{1}{\sqrt{2\pi}} e^{-u^2/2}, \quad -\infty < u < +\infty \tag{3.3}$$

以 u 为横轴尺度，$\varphi(u)$ 为纵轴尺度，即可画出标准正态分布图形 3.2(b)。

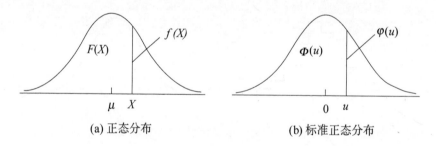

(a) 正态分布　　　　　　　　(b) 标准正态分布

图 3.2　正态分布的面积与纵高

3.2.3　正态分布的特征

从图 3.2 可知，正态分布具有如下特征：

1）正态分布是一单峰分布，高峰位置在均数 $X = \mu$ 处，这一点由 $f(X)$ 的定义即知。总体中位数亦为 μ。

2）正态分布以均数为中心，左右完全对称。这是因为式（3.1）中 $(X-\mu)$ 是平方项，故 $(X-\mu)$ 值无论正负，只要绝对值相等，则纵高 $f(X)$ 相等。

3）正态分布取决于两个参数，即均数 μ 和标准差 σ。μ 为位置参数，μ 大，则曲线沿横轴向右移动；μ 小，曲线沿横轴向左移动。σ 为形态参数，表示数据的离散程度，若 σ 小，变异小，则曲线形态"瘦高"；σ 大，变异大，则曲线形态"矮胖"（如图 3.3）。

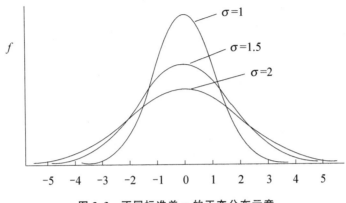

图 3.3　不同标准差 σ 的正态分布示意

4）有些变量不服从正态分布，但通过适当的变换（transformation）后服从正态分布。例如头发中汞的含量之对数值服从正态分布。某变量经对数变换后服从正态分布称该变量服从对数正态分布（log-normal distribution）。

5）正态分布曲线下的面积分布是有规律的。

3.2.4　正态曲线下面积的分布规律

在实际工作中，经常需要了解正态曲线下横轴上一定区间的面积占总面积的比例，用以估计该区间的例数占总例数的百分数（频数分布），或变量值落在该区间的概率。最常用的是 $-\infty$ 至某一数值 X 间曲线下面积占总面积的比例，这可以通过对正态分布的概率密度函数的定积分求得：

$$F(X) = \frac{1}{\sigma\sqrt{2\pi}} \int_{-\infty}^{X} e^{-(X-\mu)^2/2\sigma^2} \, dX \tag{3.4}$$

式中，$F(X)$ 代表横轴自 $-\infty$ 到 X 间曲线下面积，即下侧累计面积（概率）。

当然，对标准正态分布的概率密度函数即式（3.3）积分为：

$$\Phi(u) = \frac{1}{\sqrt{2\pi}} \int_{-\infty}^{u} e^{-u^2/2} \, du \tag{3.5}$$

式中，$\Phi(u)$ 为标准正态变量 u 的累计分布函数，反映图 3.2(b) 横轴自 $-\infty$ 到 u 的正态曲线下面积，也是下侧累计面积（概率）。因积分式（3.4）和式（3.5）均无显式表达，需用计算机迭代法计算，为此，统计学家已将不同 u 的积分值 $\Phi(u)$ 编制成了附表 1 标准正态分布曲线下的面积，以查表代替计算。而所有统计软件中均具有直接计算标准正态变量的下侧累计面积（概率）的功能。

需注意：① 当 μ、σ 和 X 已知时，须先用公式 $u=(X-\mu)/\sigma$ 求得标准离差 u 值，再用 u 值查表，得到所求区间面积占总面积的比例，而当 μ 和 σ 未知时，常分别用样本均数（$\bar{X}$）和样本标准差（s）来估计。② 曲线下对称于 0 的区间，面积相等。例如，区间 $(-\infty,-1.96)$ 与区间 $(1.96,+\infty)$ 的面积相等，所以附表 1 只列出 $\Phi(-u)$ 值。③ 曲线下总面积为 100% 或 1。因此，根据第②③两点，可计算上侧累计面积，如图 3.4 所示，若求区间 $(2.58,+\infty)$ 的面积，可直接查附表 1 的 $\Phi(-2.58)$；而区间 $(-\infty,2.58)$ 的面积 $\Phi(2.58)=1-\Phi(-2.58)$。

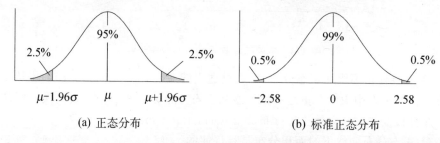

(a) 正态分布　　　　　　　　　(b) 标准正态分布

图 3.4　正态曲线下面积分布示意

【例 3.1】　在例 2.1 中已求得某市 100 名成年男性的血红细胞计数的均数为 $\bar{X}=4.72\times10^{12}/L$，标准差为 $s=0.59\times10^{12}/L$。设该资料服从正态分布，试求：①该市成年男性的血红细胞计数在 $3.5\times10^{12}/L$ 以下者占该市成年男性总数的比例。② 分别求 $\bar{X}\pm1s$、$\bar{X}\pm1.96s$ 和 $\bar{X}\pm2.58s$ 范围内成年男子占该市成年男子总数的实际百分数，并与理论百分数比较。

① 按式 $u=(X-\mu)/\sigma$ 求标准正态离差 u：

$$u=\frac{3.5-4.72}{0.59}=-2.07$$

查附表 1，在表的左侧找到 -2.0，在表的上方找到 0.07，二者交汇处为 0.0192 （1.92%），即该市成年男性的血红细胞计数在 $3.5\times10^{12}/L$ 以下者，估计约占 1.92%。

② 计算结果见表 3.1，可见该资料的理论分布和实际分布是很接近的。

表 3.1　100 名成年男性的血红细胞计数的实际分布与理论分布的比较

$\bar{X} \pm us$	血红细胞计数 /$(10^{12}/\text{L})$	实际分布		理论分布/%
		人数	百分数/%	
$\bar{X} \pm 1.00s$	4.13～5.31	67	67.00	68.27
$\bar{X} \pm 1.96s$	3.56～5.88	95	95.00	95.00
$\bar{X} \pm 2.58s$	3.20～6.24	100	100.00	99.00

3.2.5　正态分布的应用

正态分布是一种很重要的连续型随机变量的分布,是很多统计方法的基础。

医疗卫生工作中有许多指标近似服从正态分布。例如正常人的血压,同性别、同年龄正常儿童的身高,正常人的脉搏以及实验中的随机误差等。此外,还有一些指标虽不服从正态分布,但通过变量转换后,能近似服从正态分布。例如,抗体滴度、处方费用等,原本是偏态分布的,但经过对数转换后近似正态。经过转换后能近似服从正态分布的指标,也能借助正态分布理论做统计分析。医疗卫生领域中常利用正态分布估计频数分布,制定参考值范围。

1) 估计频数分布

【例 3.2】　出生体重低于 2500 克为低体重儿。若由某项研究得某地婴儿出生体重均数为 3200 克,标准差为 350 克,估计该地当年低体重儿所占的比例。

记 X 为当年该地新生儿出生体重,则 X 服从正态分布 $N(3200, 350^2)$。先求标准离差:

$$u = \frac{2500 - 3200}{350} = -2$$

再查附表 1 得:

$$\Phi(-2) = 0.0228$$

即标准正态曲线下从 $-\infty$ 到 $u = -2$ 范围内的面积为 2.28%,从而在正态分布 $N(3200, 350^2)$ 曲线下,从 $-\infty$ 到 $X = 2500$ 的比例为 2.28%,即 $X \leqslant 2500$ 的比例为 2.28%。故估计该地当年低体重儿所占的比例为 2.28%。

2) 制定参考值范围

参考值范围(reference range)也称为正常值范围(normal range)。医学上常把绝大多数正常人的某指标值范围称为该指标的正常值范围。这里的"绝大多数"可以是 90%、95%、99% 等,最常用的是 95%。所谓"正常人"不是指健康人,而是指排除了影响所研究指标的疾病和有关因素的同质人群。对于服从正态分布的指标,其参考值范围的制定可根据正态分布的面积分布规律;对于不服从正态分布的指标,可利用百分位数法制定参考值范围。

根据一个指标是否过大过小均属异常,决定该指标的参考值范围是双侧范围还是单侧范围。若一个指标过大过小均属异常,则相应的参考值范围既有上限又有下限,是双侧参考值范围;若一个指标仅过大属异常,则此指标的参考值范围只有上限,是单侧参考值范围;若一个指标仅过小属异常,则此指标的参考值范围只有下限,也是单侧参考值范围。

对于一个指标,随机抽取一个大样本后,如何根据样本资料利用正态分布法或百分位数法制定参考值范围,可参阅表 3.2。

表 3.2 参考值范围的制定

百分比 /%	正态分布法			百分位数法		
	双侧	单侧		双侧	单侧	
		只有下限	只有上限		只有下限	只有上限
90	$\bar{X} \pm 1.64s$	$\bar{X} - 1.28s$	$\bar{X} + 1.28s$	$P_5 \sim P_{95}$	P_{10}	P_{90}
95	$\bar{X} \pm 1.96s$	$\bar{X} - 1.64s$	$\bar{X} + 1.64s$	$P_{2.5} \sim P_{97.5}$	P_5	P_{95}
99	$\bar{X} \pm 2.58s$	$\bar{X} - 2.33s$	$\bar{X} + 2.33s$	$P_{0.5} \sim P_{99.5}$	P_1	P_{99}

【例 3.3】 某地调查正常成年女子 200 人的血清总蛋白含量(近似正态分布),得均数 $\bar{X} = 73.5\text{g/L}$,标准差 $s = 3.9\text{g/L}$。试估计该地成年女子血清总蛋白含量的 95% 参考值范围。

因血清总蛋白含量过多或过少均为异常,故此参考值范围应是双侧范围。又因该指标近似正态,故可用正态分布法求其 95% 参考值范围的下、上限:

下限为:$\bar{X} - 1.96s = 73.5 - 1.96 \times 3.9 = 65.9 \, (\text{g/L})$

上限为:$\bar{X} + 1.96s = 73.5 + 1.96 \times 3.9 = 81.1 \, (\text{g/L})$

结论:该地正常成年女子血清总蛋白含量的 95% 参考值范围是 65.9～81.1 (g/L)。

【例 3.4】 某地调查 110 名健康成年男性的第一秒肺通气量得均数 $\bar{X} = 4.2$ (L),标准差 $s = 0.7$ (L)。请据此估计该地成年男子第一秒肺通气量的 90% 参考值范围。

因为第一秒肺通气量仅过低属异常,故此参考值范围属仅有下限的单侧参考值范围。又该指标近似正态分布,故可用正态分布法求其 90% 参考值范围如下:

下限为:$\bar{X} - 1.28s = 4.2 - 1.28 \times 0.7 = 3.3(\text{L})$

结论:该地成年男子的第一秒肺通气量 90％参考值范围为:＞3.3L。

3)质量控制

为了控制实验中的检测误差,常以 $\bar{X} \pm 2s$ 作为上、下警戒值,以 $\bar{X} \pm 3s$ 作为上、下控制值。以 $\bar{X} \pm 2s$ 为警戒值和以 $\bar{X} \pm 3s$ 为控制值的依据是:正常情况下检测误差服从正态分布。

4)统计分析方法的基础

正态分布是许多统计方法的基础。本书后面将讲到的 t 检验、方差分析、相关回归分析等多种统计方法均要求所分析的指标服从正态分布。对于非正态分布资料,实施统计处理的一个重要途径是先作变量的转换,使转换后的资料近似服从正态分布,然后按正态分布的方法做统计处理。

很多统计量的分布,在样本量足够大的情况下,亦近似服从正态分布,因此,相应的统计推断是以正态分布为基础的。例如,第 8 章将要介绍的秩和检验,虽不要求资料服从正态分布,但这些方法中的有关统计量当样本相当大时,近似服从正态分布,从而大样本时这种非正态分布资料的统计推断方法也是以正态分布为基础的。

3.3　二项分布

3.3.1　二项分布的概念

在医学上常遇到一些事物,其结局只有两种互相对立的结果。如在毒理试验中,动物的生存与死亡;在动物诱癌实验中,动物的发癌与不发癌;在流行病学观察中,接触某危险因素的个体发病与不发病;在临床治疗中,病人的治愈与未愈;理化检验结果的阴性与阳性等,均表现为两种互相对立的结果,每个个体的观察结果只能取其中之一。这类试验称为 Bernoulli 试验,是为纪念 17 世纪瑞士数学家 James Bernoulli(1654—1705 年)而命名的。如果 Bernoulli 试验中"成功"的概率为 π($0 < \pi < 1$),"失败"概率为 $1 - \pi$。二项分布就是 n 次独立重复的 Bernoulli 试验中出现 k 次"成功"的概率分布,$0 \leqslant k \leqslant n$。

【例 3.5】　设给小白鼠注射某种毒物一定剂量时,其死亡率为 $\pi = 80\%$,则对于每只小白鼠而言,其死亡概率为 $\pi = 0.8$,生存概率为 $1 - \pi = 0.2$。若每组各用三只小白鼠(分别记为甲、乙、丙),对每只鼠独立进行实验,故各鼠的实验结果(生存或死亡)是互不影响的。观察每组小白鼠存亡情况,如果计算生与死的顺序,则共有 8 种排列方式,如表 3.3 第(1)栏所示;如果只计生存与死亡的数目,则只有 4 种组合方式,如表 3.3 第(3)(4)栏所示。

表 3.3　三只小白鼠存亡的排列和组合方式及其概率的计算

所有可能结果 甲、乙、丙 (1)	每种结果的概率 (2)	死亡数 X (3)	生存数 $n-X$ (4)	不同死亡数的概率 $C_n^X(1-\pi)^{n-X}\pi^X$ (5)
生 生 生	$0.2\times0.2\times0.2=0.008$	0	3	0.008
生 生 死	$0.2\times0.2\times0.8=0.032$			
生 死 生	$0.2\times0.8\times0.2=0.032$	1	2	0.096
死 生 生	$0.8\times0.2\times0.2=0.032$			
生 死 死	$0.2\times0.8\times0.8=0.128$			
死 生 死	$0.8\times0.2\times0.8=0.128$	2	1	0.384
死 死 生	$0.8\times0.8\times0.2=0.128$			
死 死 死	$0.8\times0.8\times0.8=0.512$	3	0	0.512
	1.000			1.000

由于实验是独立进行的,故每只小鼠的实验结果是互相独立的,根据概率的乘法法则(即几个独立事件同时发生的概率,等于各独立事件的概率之积),可算出每种结果的概率,见第(2)栏。再根据概率的加法法则(即互不相容事件和的概率等于各事件的概率之和),于是算得死亡数分别为 0,1,2,3 时的概率,见第(5)栏。其值正好与下列二项展开式的各项对应且相等。

$$(0.2+0.8)^3=(0.2)^3+3\times(0.2)^2\times(0.8)+3\times(0.2)\times(0.8)^2+(0.8)^3$$

生存　死亡
概率　概率　　　三生　　　　二生一死　　　　一生二死　　　三死

更一般的表达式为:

$$[(1-\pi)+\pi]^n=(1-\pi)^n+C_n^1(1-\pi)^{n-1}\pi^1+C_n^2(1-\pi)^{n-2}\pi^2+\cdots$$
$$+C_n^X(1-\pi)^{n-X}\pi^X+\cdots+C_n^{n-1}(1-\pi)^1\pi^{n-1}+\pi^n \tag{3.6}$$

式中,π 为总体阳性率;n 为样本例数;X 为样本阳性数;C_n^X 为从 n 个中抽 X 个的组合数,其计算公式为:

$$C_n^X=\frac{n!}{X!\ (n-X)!} \tag{3.7}$$

式中,"!"为阶乘符号,$n!=1\times2\times3\times4\times\cdots\times n$,并约定 $0!=1$。二项式展开式中的各项就是对应于各死亡数 X 的概率 $P(X)$,二项分布由此得名。

从阳性率为 π 的总体中随机抽取含量为 n 的样本,恰有 X 例阳性的概率为:

$$P(X) = C_n^X (1-\pi)^{n-X} \pi^X, \quad X = 0,1,2,\cdots,n \tag{3.8}$$

则称 X 服从参数为 π 的二项分布,记为:$X \sim B(n,\pi)$。 其中 n 由实验者确定,而 π 常常是未知的。

如已知 $n=3$,$\pi=0.8$,则恰有 1 例阳性的概率 $P(1)$ 为:

$$P(1) = C_n^1 (1-\pi)^{n-1} \pi^1 = \frac{3!}{1!\,(3-1)!}(1-0.8)^{3-1} 0.8^1 = 0.096$$

结果同表 3.3 第(5)栏。

3.3.2　二项分布的性质

1) 均数与标准差。在二项分布资料中,当 π 和 n 已知时,阳性数 X 的均值 μ 及其标准差 σ 可由式(3.9)与式(3.10)算出。

$$\mu = n\pi \tag{3.9}$$

$$\sigma = \sqrt{n\pi(1-\pi)} \tag{3.10}$$

若均数与标准差不用绝对数而用率表示时,即对以上两公式分别除以 n,得:

$$\mu_p = \pi \tag{3.11}$$

$$\sigma_p = \sqrt{\frac{\pi(1-\pi)}{n}} \tag{3.12}$$

式(3.12)中的 σ_p 是率的标准差。当 π 未知,常以样本率 p 来估计:

$$s_p = \sqrt{\frac{p(1-p)}{n}} \tag{3.13}$$

2) 累计概率(cumulative probability)。常用的有左侧累计和右侧累计两种方法。从阳性率为 π 的总体中随机抽取 n 个个体,则:

① 最多有 k 例阳性的概率:

$$P(X \leq k) = \sum_0^k P(X) = P(0) + P(1) + \cdots + P(k) \tag{3.14}$$

② 最少有 k 例阳性的概率:

$$P(X \geq k) = \sum_k^n P(X) = 1 - P(X \leq k-1) \tag{3.15}$$

其中,$X = 0,1,2,\cdots,k,\cdots,n$。

计算时可借助下列递推公式。

$$P(X+1) = \frac{n-X}{X+1} \cdot \frac{\pi}{1-\pi} P(X) \tag{3.16}$$

【例 3.6】 据以往经验,用某药治疗小儿上呼吸道感染、支气管炎,有效率为 85％,今有 5 名患者用该药治疗,问:① 至少 3 人有效的概率为多少? ② 最多 1 人有效的概率为多少?

本例 $\pi=0.85, 1-\pi=0.15, n=5$,依题意:

① 至少 3 人有效的概率,按式(3.15)有:

$$P(X \geqslant 3) = P(3) + P(4) + P(5)$$

按式(3.8),$P(3) = \dfrac{5!}{3!\ (5-3)!} \times (0.15)^2 \times (0.85)^3 = 0.138178125$

按式(3.16),$P(4) = P(3+1) = \dfrac{5-3}{3+1} \times \dfrac{0.85}{1-0.85} \times 0.138178125 = 0.391504688$

$$P(5) = 0.85^5 = 0.443705313$$

则:

$$P(X \geqslant 3) = 0.138178125 + 0.391504688 + 0.443705313 = 0.973388126$$

② 最多 1 人有效的概率为:

$$P(X \leqslant 1) = P(0) + P(1) = 0.15^5 + C_5^1 \times (0.15)^{5-1} \times 0.85 = 0.002227501$$

3) 二项分布的图形。在正态分布或其他连续分布中,常用分布曲线下的面积表示某区间的概率;在二项分布中,则用线段的长短表示取某变量值时的概率。以 X 为横坐标,以 $P(X)$ 为纵坐标作图,即可绘出二项分布的图形,如图 3.5。

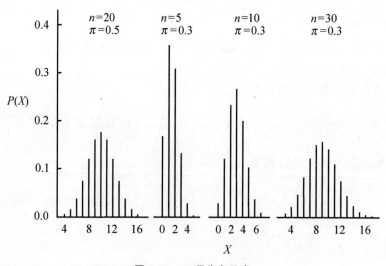

图 3.5 二项分布示意

由图可见,给定 n 后,二项分布的形状取决于参数 π 的大小。当 $\pi=0.5$ 时,分布对称;当 $\pi \neq 0.5$,分布呈偏态;当 $\pi<0.5$ 时,分布呈正偏态;当 $\pi>0.5$ 时,分布呈负偏态;特别是当 n 值不是很大时,π 偏离 0.5 愈远,分布愈偏。随着 n 的增大,二项分布逐渐逼近正态分布。如 $\pi=0.30$,$n=5$ 和 $n=10$ 时,图形呈偏态,当 $n=30$ 时,图形已接近正态分布。一般地说,如果 $n\pi$ 和 $n(1-\pi)$ 均大于 5 时,常可用正态近似原理处理二项分布问题,以简化计算。

3.3.3　二项分布的应用条件

1）二项分布中的观察单位数 n 是事先确定的。

2）各观察单位只能有互相对立的一种结果,属于二分类资料。如阳性或阴性,生存或死亡等,不允许考虑"可疑"等模糊结果。

3）已知发生某一结果(如阳性)的概率 π 不变,其对立结果(如阴性)的概率则为 $1-\pi$。实际工作中要求 π 是从大量观察中获得的比较稳定的数值。

4）n 次试验在相同条件下进行,且各观察单位的结果互相独立。即每个观察单位的观察结果不会影响到其他观察单位的结果。如要求疾病无传染性、无家族聚集性等。

复习思考题

1．正态分布与标准正态分布有何区别?

2．正态分布 $N(\mu,\sigma^2)$ 中,小于 $\mu-\sigma$ 者占多大比例?

3．医学参考值范围的含义是什么? 确定的原则是什么? 有哪些方法?

4．双侧 95% 正常值范围与正态分布 $N(\mu,\sigma^2)$ 总体的 $(\mu-1.96\sigma,\mu+1.96\sigma)$ 范围有何区别与联系?

5．设某病患者自然康复率为 20%,分别求 10 个患者中自然康复 1 人以下及 8 人以上的概率。

6．二项分布的应用条件是什么?

7．二项分布与正态分布之间有何关系? 医学上哪些资料服从二项分布? 哪些服从正态分布? 请举例。

第4章 统计推断基础

医学研究往往是从总体中随机抽取一定含量的样本进行研究,目的是通过样本的信息判断总体的特征,这一过程称为统计推断(statistical inference)。统计推断的内容包括参数估计(parameter estimation)和假设检验(hypothesis test)。两者都是以抽样误差的分布规律为理论基础的。

4.1 抽样误差与标准误

4.1.1 抽样误差

从某总体中随机抽取一个样本来进行研究,而所得样本统计量与总体参数常不一致,这种由抽样引起的样本统计量与总体参数间的差异称为抽样误差(sampling error),这种误差在抽样研究中是不可避免的。

例如,假设某地成年男子血红蛋白的总体均数 μ 为 138.2g/L,随机抽查 400 名男子,其平均血红蛋白 $\bar{X} = 134.8(g/L)$,若用 $\bar{X}$ 作为该区成年男子血红蛋白的总体均数 μ 的估计值,则(138.2－134.8)＝3.4(g/L),此差值属于抽样误差。

抽样误差有两种表现形式:其一是样本统计量与总体参数间的差异,如样本均数与总体均数间的差异;其二是样本统计量间的差异,如两次抽样得到的两个样本均数之间的差异。

抽样误差产生的两个基本条件:

1) 抽样研究。抽样是抽样误差产生的基本条件之一,只有对总体中的部分个体进行研究,才可能导致样本统计量与总体参数的不相等,而且在同一类型的研究中,样本例数越少的研究,抽样误差可能会越大。

2) 个体变异。变异是抽样误差产生的又一基本条件。在医学科研领域许多被研究事物都存在着变异现象,如身高、血压、体温等,这也正是医学统计学所要研究的。在抽样方法和样本量不变的条件下,变异大的事物其抽样误差也大,反之则小。

以上是产生抽样误差的必备条件,缺一不可。若进行普查,某事物的个体变异再大也不会产生抽样误差;若个体间无变异,当然不需作抽样研究,也无抽样误差可言。

从理论上讲，若进行 K 次抽样，所得的 K 个样本统计量（例如 $\overline{X}$ ）很可能各不相同，若将这些样本统计量编制成频数或频率分布图，即可看出样本统计量的抽样分布是有规律的。

4.1.2　标准误

虽然均数的抽样误差可表现为样本均数与总体均数之差值，但由于总体均数往往是未知的，故这个差值实际上是得不到的。均数的抽样误差也可表现为多个样本均数间的离散度，但由于在实际科研中，对同一问题很少做多次抽样研究，所以这个离散度也是得不到的。那么，如何衡量抽样误差的大小，揭示抽样误差的规律呢？这就要应用数理统计中的中心极限定理（central limit theorem）了。

中心极限定理的含义：从均数为 μ、标准差为 σ 的总体中独立随机抽样，当样本量 n 增加时，样本均数的分布将趋于正态分布，此分布的均数为 μ，标准差为 $\sigma_{\overline{X}}$。

$$\sigma_{\overline{X}} = \frac{\sigma}{\sqrt{n}} \tag{4.1}$$

在统计理论上将样本统计量的标准差称为标准误（standard error，SE），用来衡量抽样误差的大小。据此，样本均数的标准差 $\sigma_{\overline{X}}$ 称为均数的标准误。由上式可见，此标准误与个体变异 σ 成正比，与样本量 n 的平方根成反比。

实际工作中，σ 往往是未知的，一般可用样本标准差 s 代替 σ，求得 $\sigma_{\overline{X}}$ 的估计值 $s_{\overline{X}}$。即：

$$s_{\overline{X}} = \frac{s}{\sqrt{n}} \tag{4.2}$$

因为标准差 s 随样本量的增加而趋于稳定，故增加样本量可以减少抽样误差。

中心极限定理表明，即使从非正态总体中随机抽样，只要样本量足够大，样本均数的分布也趋于正态分布。

表 4.1 设计了 4 个非正态分布的总体，其中，总体 A 是偏三角分布，总体 B 是均匀分布，总体 C 是指数分布，总体 D 为双峰分布。分别从各总体中抽取 10000 个样本量为 n 的样本，计算每个样本的均数，并根据 10000 个样本均数作频率分布图（见图 4.1）。

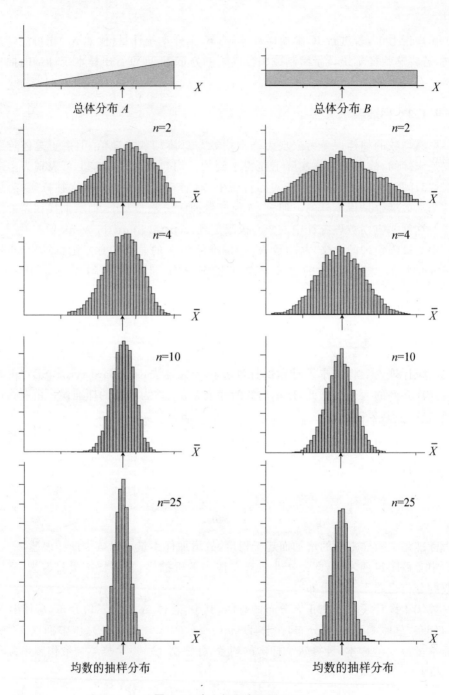

图 4.1　中心极限定理图示（a）

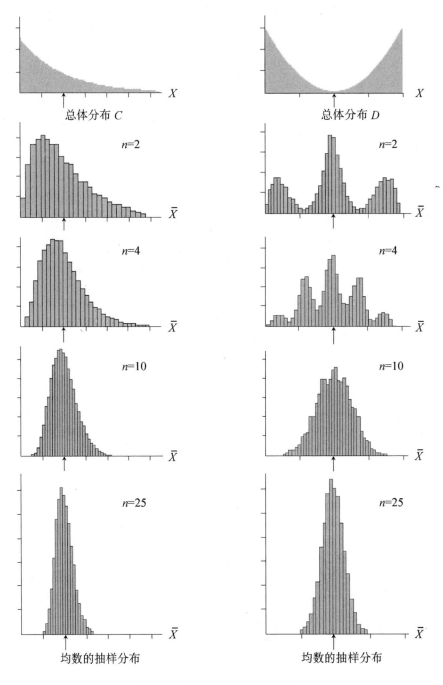

图 4.1 中心极限定理图示(b)

表 4.1　四个总体不同样本量时 10000 个模拟样本的均数及标准误

	10000 个样本	理论值
	均数±标准误 $\bar{X} \pm s_{\bar{x}}$	均数±标准误 $\mu \pm \sigma_{\bar{x}}$
总体 A		
$n=2$	1.3340 ±0.3357	1.3333 ±0.3333
$n=4$	1.3328 ±0.2355	1.3333 ±0.2357
$n=10$	1.3322 ±0.1493	1.3333 ±0.1491
$n=25$	1.3325 ±0.0937	1.3333 ±0.0943
总体 B		
$n=2$	0.4965 ±0.2042	0.5000 ±0.2041
$n=4$	0.5007 ±0.1454	0.5000 ±0.1443
$n=10$	0.5013 ±0.0919	0.5000 ±0.0913
$n=25$	0.5002 ±0.0576	0.5000 ±0.0577
总体 C		
$n=2$	0.9992 ±0.7065	1.0000 ±0.7071
$n=4$	1.0001 ±0.5041	1.0000 ±0.5000
$n=10$	1.0026 ±0.3154	1.0000 ±0.3162
$n=25$	0.9962 ±0.1985	1.0000 ±0.2000
总体 D		
$n=2$	1.0069 ±0.5486	1.0000 ±0.5477
$n=4$	1.0074 ±0.3945	1.0000 ±0.3873
$n=10$	0.9965 ±0.2472	1.0000 ±0.2450
$n=25$	0.9997 ±0.1560	1.0000 ±0.1549

模拟结果显示：

1）样本均数的分布不再显示原来的非正态分布之特征，且随着样本量 n 的增大，样本均数的分布很快接近正态分布，并显示对称分布接近正态分布快于非对称分布，单峰分布快于双峰分布；

2）样本均数之均数稳定在原分布的均数附近；

3）随样本量的增加，样本均数的分布范围逐渐缩小，且与样本量的平方根 $\sqrt{n}$ 成反比。

表 4.1 中 16 种抽样分布的均数及标准误与相应的理论值非常接近。实际工作中，常用 $\bar{X} \pm s_{\bar{x}}$ 表示某指标的均数及其抽样误差。

根据中心极限定理的理论,即使对于总体的精确分布不清楚(这种情况在分析实际资料时常常遇到),我们也可以利用这一特性对其抽样误差进行分析。因此,在很多统计分析中,当样本量较大时,可以用近似正态分布的原理进行分析。

本节描述了来自不同总体的样本均数之抽样误差和抽样分布规律。事实上,任何一个样本统计量均有其分布规律,如来自正态分布总体的样本方差服从 χ^2 分布;方差之比服从 F 分布;相关系数作适当变换后近似服从正态分布;阳性数服从二项分布等。统计量的抽样分布规律是进行统计推断的理论基础。

下面介绍从正态分布总体中随机抽样其均数的抽样分布。

4.1.3　t 分布

中心极限定理表明,从任何总体中随机抽样,当样本量较大时,其均数的抽样分布将趋于正态分布。如果是从正态分布总体中抽样,英国统计学家 W. S. Gosset (1908)导出了与样本均数有关的统计量 t 的确切分布。

设从正态分布 $N(\mu,\sigma^2)$ 中随机抽取含量为 n 的样本,样本均数和标准差分别为 $\bar{X}$ 和 s,设:

$$t = \frac{\bar{X} - \mu}{s_{\bar{X}}} = \frac{\bar{X} - \mu}{s/\sqrt{n}} \tag{4.3}$$

则 t 值服从自由度为 $n-1$ 的 t 分布(t-distribution)。Gosset 在生物统计杂志《Biometrika》上发表该论文时用的是笔名"Student",故 t 分布又称 Student t 分布。

t 分布曲线可用图 4.2 表示。

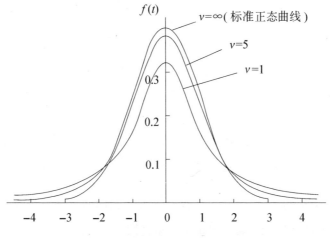

图 4.2　自由度分别为 1、5、∞ 时的 t 分布曲线

t 分布有以下的特征：

1）t 分布为一簇单峰分布曲线。

2）t 分布以 0 为中心，左右对称。

3）t 分布与自由度 ν 有关，自由度越小，t 分布的峰越低，而两侧尾部翘得越高；自由度逐渐增大时，t 分布逐渐逼近标准正态分布；当自由度为无穷大时，t 分布就是标准正态分布。

每一自由度下的 t 分布曲线都有其自身分布规律，这个规律可见于 t 界值表（附表 2），表中横标目为自由度 ν，纵标目为概率 P，表中数据为相应的 t 界值，常记为 $t_{a,\nu}$。

t 分布表明，从正态分布总体中随机抽取的样本，由样本计算的 t 值接近 0 的可能性较大，远离 0 的可能性较小。$t_{0.05,10}=2.228$，表明，从正态分布总体中抽取样本量为 $n=11$ 的样本，则由该样本计算的 t 值大于等于 2.228 的概率为 0.025，小于等于 -2.228 的概率亦为 0.025。可表示为：

$$P(t \leqslant -2.228)+P(t \geqslant 2.228)=0.05$$

或　$P(-2.228 < t < 2.228)=1-0.05=0.95$

4.2　参数估计

医学研究的目的之一是了解有关的总体参数，即对未知的总体参数进行估计。由样本信息估计总体参数称为参数估计（parameter estimation），包括两种：点估计（point estimation）和区间估计（interval estimation），是统计推断的重要内容之一。

4.2.1　点估计

点估计是直接用样本统计量作为对应的总体参数的估计值。例如，某市 2001 年所有 7 岁男童的身高是一个总体，但总体的参数 μ —— 平均身高未知，为此，随机抽取该市 7 岁正常男童 120 名，测得其平均身高 $\bar{X}=123.62(\text{cm})$，标准差 $s=4.75(\text{cm})$，这两个均为样本统计量。若用样本均数 $\bar{X}$ 作为总体均数 μ 的一个估计，用样本的标准差 s 作为总体标准差 σ 的一个估计，即认为该市所有 7 岁男童的平均身高 μ 为 123.62(cm)，标准差 σ 为 4.75(cm)。这就是点估计。

在这个问题中，总体参数 μ 是未知的，但它是固定的值，并不是随机变量。而样本统计量是随机的，不同的样本所得结果是不相同的。如果另有一个研究者做同样的研究，测得另外 120 名 7 岁正常男童，得其平均身高为 $\bar{X}=123.98(\text{cm})$，也以此作为总体身高的点估计，结果也是正确的。但是谁的结论更可信？点估计因未考虑抽样误差,故无法回答。

4.2.2 区间估计

区间估计是按一定的概率或可信度$(1-\alpha)$用一个区间估计总体参数所在范围,这个范围称作可信度为 $1-\alpha$ 的可信区间(confidence interval,CI),又称置信区间。这种估计方法称为区间估计。可信区间估计的理论基础是抽样分布规律。

1)总体均数的可信区间

根据均数的抽样分布理论:从正态分布总体 $N(\mu,\sigma^2)$ 中随机抽取样本量为 n 的一个样本,则统计量 $t=(\bar{X}-\mu)/s_{\bar{X}}$ 服从自由度为 $\nu=n-1$ 的 t 分布。根据 t 分布的性质,t 值大于 $t_{0.05,\nu}$ 者只有 2.5%,小于 $-t_{0.05,\nu}$ 者亦只有 2.5%,而 t 有 95% 的可能在 $-t_{0.05,\nu}$ 到 $t_{0.05,\nu}$ 之间。更一般地有:

$$P(-t_{a,\nu} < \frac{\bar{X}-\mu}{s_{\bar{X}}} < t_{a,\nu}) = 1-\alpha \tag{4.4}$$

也就有:
$$P(\bar{X}-t_{a,\nu}s_{\bar{X}} < \mu < \bar{X}+t_{a,\nu}s_{\bar{X}}) = 1-\alpha \tag{4.5}$$

从而总体均数的可信度为$(1-\alpha)$的可信区间定义为:

$$(\bar{X}-t_{a,\nu}s_{\bar{X}} , \bar{X}+t_{a,\nu}s_{\bar{X}}) \tag{4.6}$$

其中,$\nu=n-1$ 为自由度,$t_{a,\nu}$ 是自由度为 ν、双侧尾部面积为 α 的 t 界值,可查 t 界值表获得。在该区间中,$\bar{X}-t_{a,\nu}s_{\bar{X}}$ 为可信区间的下限,$\bar{X}+t_{a,\nu}s_{\bar{X}}$ 为可信区间的上限,可信度为 $1-\alpha$。有时将两个可信限简记为:$\bar{X}\pm t_{a,\nu}s_{\bar{X}}$。当 $\alpha=0.05$ 时,该可信区间的可信度为 95%;当 $\alpha=0.10$ 时,可信度为 90%。

可信区间通常由两个可信限(confidence limit)构成,其中较小者称为下限或下可信限,记为 C_L,较大者称为上限或上可信限,记为 C_U。严格地讲,可信区间并不包括上可信限和下可信限两个值,即可信区间(C_L,C_U)是一开区间。

当样本量较大时,例如 $n>100$,t 分布近似标准正态分布,此时可用标准正态分布代替 t 分布,作为可信区间的近似计算。相应的总体均数 $1-\alpha$ 可信区间为:

$$(\bar{X}-u_a s_{\bar{X}} , \bar{X}+u_a s_{\bar{X}}) \tag{4.7}$$

其中,u_a 为标准正态离差,即双侧概率为 α 的标准正态分布的分位数。$\alpha=0.05$ 时,$u_a=1.960$;$\alpha=0.10$ 时,$u_a=1.645$。

【例 4.1】 随机抽取某地 25 名正常成年男子,测得该样本的脉搏均数为 73.6 次/分,标准差为 6.5 次/分,求该地正常成年男子脉搏总体均数 95% 可信区间。

本例自由度 $\nu = 25 - 1 = 24$，经查附表 2 的 t 界值表得 $t_{0.05,24} = 2.064$，则：

$$\bar{X} - t_{0.05,24} s_{\bar{X}} = 73.6 - 2.064 \times 6.5 / \sqrt{25} = 70.9（次／分）$$

$$\bar{X} + t_{0.05,24} s_{\bar{X}} = 73.6 + 2.064 \times 6.5 / \sqrt{25} = 76.3（次／分）$$

结论：该地正常成年男子脉搏总体均数的 95% 可信区间为：70.9～76.3（次／分）。

本例 70.9～76.3 为可信区间，而 70.9 和 76.3 分别为下可信限和上可信限。用该区间估计该地正常成年男子脉搏总体均数的可信度为 95%。

【例 4.2】 某市 2001 年 120 名 7 岁男童的身高 $\bar{X} = 123.62$(cm)，标准差 $s = 4.75$(cm)，计算该市 7 岁男童总体均数 90% 的可信区间。

因 $n = 120 > 100$，故可以用标准正态分布代替 t 分布，$u_{0.10} = 1.645$

$$\bar{X} - u_{0.10} s_{\bar{X}} = 123.62 - 1.645 \times 4.75 / \sqrt{120} = 122.91(\text{cm})$$

$$\bar{X} + u_{0.10} s_{\bar{X}} = 123.62 + 1.645 \times 4.75 / \sqrt{120} = 124.33(\text{cm})$$

结论：该市 7 岁男童平均身高的 90% 可信区间为：122.91～124.33(cm)，可认为该市 7 岁男童平均身高在 122.91～124.33(cm)之间。

2） 两均数之差的区间估计

实际工作中，我们常常需要估计两总体均数之差 $\mu_1 - \mu_2$。例如：冠心病患者与正常人的血清胆固醇平均相差多少？长跑运动员与一般人群的脉率之差为多少？周围神经炎患者经一个疗程治疗后，试验组比对照组的神经传导速度平均提高多少？等等。我们可以用两样本均数之差 $\bar{X}_1 - \bar{X}_2$ 作为两总体均数之差 $\mu_1 - \mu_2$ 的点估计，但点估计没有考虑抽样误差的大小。故需估计两总体均数之差的可信区间。

设两样本之样本量、均数和方差分别为：n_1、n_2、$\bar{X}_1$、$\bar{X}_2$ 和 s_1^2、s_2^2，根据数理统计理论可知：

$$t = \frac{(\bar{X}_1 - \bar{X}_2) - (\mu_1 - \mu_2)}{s_{\bar{X}_1 - \bar{X}_2}} \tag{4.8}$$

服从自由度为 $\nu = n_1 + n_2 - 2$ 的 t 分布。其中：

$$s_{\bar{X}_1 - \bar{X}_2} = \sqrt{s_c^2 \times \left(\frac{1}{n_1} + \frac{1}{n_2} \right)} \tag{4.9}$$

$s_{\bar{X}_1 - \bar{X}_2}$ 称为均数之差的标准误。s_c^2 称为合并方差，是两样本方差的加权平均：

$$s_c^2 = \frac{(n_1 - 1)s_1^2 + (n_2 - 1)s_2^2}{n_1 + n_2 - 2} \tag{4.10}$$

则根据 $P(-t_{a,\nu} < t < t_{a,\nu}) = 1-\alpha$,可得 $\mu_1 - \mu_2$ 的可信区间：

$$([\bar{X}_1 - \bar{X}_2] - t_{a,(n_1+n_2-2)} s_{\bar{X}_1-\bar{X}_2}, [\bar{X}_1 - \bar{X}_2] + t_{a,(n_1+n_2-2)} s_{\bar{X}_1-\bar{X}_2}) \quad (4.11)$$

【例 4.3】某医生研究转铁蛋白对病毒性肝炎诊断的临床意义,测得 12 名正常人和 13 名病毒性肝炎患者血清转铁蛋白含量($\mu g/dl$),结果如下。试估计正常人和患者的转铁蛋白含量均数之差的 95% 可信区间。

正常人 X_1	265.4	271.5	284.6	291.3	254.8	275.9	
($n_1=12$)	281.7	268.6	264.4	273.2	270.8	275.9	
病毒性肝炎患者 X_2	215.4	235.9	251.8	224.7	228.3	231.1	221.7
($n_2=13$)	218.8	230.9	224.4	240.7	256.7	233.8	

根据资料算得：

$$\bar{X}_1 = \frac{\sum X_1}{n_1} = 273.18, s_1^2 = 9.77^2$$

$$\bar{X}_2 = \frac{\sum X_2}{n_2} = 231.86, s_2^2 = 12.17^2$$

合并方差为：$s_c^2 = \dfrac{11 \times 9.77^2 + 12 \times 12.17^2}{12 + 13 - 2} = 122.93$

$$s_{\bar{X}_1-\bar{X}_2} = \sqrt{s_c^2 \times \left(\frac{1}{n_1} + \frac{1}{n_2}\right)} = \sqrt{122.93 \times \left(\frac{1}{12} + \frac{1}{13}\right)} = 4.439$$

自由度为 $\nu = n_1 + n_2 - 2 = 12 + 13 - 2 = 23$, $\alpha = 0.05$ 的 t 界值为 $t_{0.05,23} =$ 2.069,则两组均数之差的 95% 可信区间为：

$$(273.18 - 231.86) \pm 2.069 \times 4.439 = 32.14 \sim 50.50$$

结论:病毒性肝炎患者的血清转铁蛋白含量较正常人平均低 41.32($\mu g/dl$),其 95% 可信区间为 32.14 $\sim$ 50.50 ($\mu g/dl$)。

3)关于可信区间

① 可信区间的含义

可信度为 $1-\alpha$ 的可信区间的含义是:如果重复若干次样本量相同的抽样,每个样本均按同一方法构建 $100(1-\alpha)\%$ 可信区间,则在这些可信区间中,理论上有 $100(1-\alpha)$ 个包含了总体参数,还有 $100 \times \alpha$ 个未估计到总体均数。例如取 $\alpha = 0.05$,从同一已知总体中重复抽取 100 个样本量为 10 的样本,每个样本均按 $\bar{X} \pm t_{0.05,9} s_{\bar{X}}$ 构建可信区间,则在这 100 个可信区间中,理论上有 95 个包含总体均数,有 5 个不包含总体均数。

在区间估计中,总体参数虽未知,但却是固定的值,而不是随机变量值。因此,95％的可信区间不能理解为:总体参数有 95％的可能落在该区间内;更不能理解为:有 95％的总体参数在该区间内,而 5％的参数不在该区间内。因为相应的总体参数只有一个。

② 可信区间的两个要素

可信区间的第一个要素是准确性,反映为可信度 $1-\alpha$ 的大小,显然可信度愈接近 1 愈好。准确性常根据研究目的和实际问题的背景由研究者自行决定,常用的可信度为 90％、95％和 99％,但并不以此为限。

第二个要素是精确性,常用可信区间的长度 $C_U - C_L$ 衡量。当然长度愈小愈好。精确性与变量的变异度大小、样本量和 $1-\alpha$ 取值有关。当 $1-\alpha$ 确定后,可信区间的长度受制于个体变异和样本量:个体变异越大,区间越宽;样本量越小,区间越宽;反之,区间越窄。当抽样误差确定后,准确性和精确性是相互牵制的;若要提高可信度,可取较小的 α 值,此时势必使区间变长,致精确性下降。故不能笼统地认为 99％可信区间比 95％可信区间好。实际工作中一般常用 95％可信区间,认为它能较好地兼顾准确性和精确性。

4.3 假设检验的基本思想与步骤

统计推断的另一个重要内容是假设检验(hypothesis test)。假设检验是医学统计学的一个极其重要的理论问题,具有独特的逻辑,并包含诸多方法。总的来讲是先建立假设,然后根据统计量的分布规律分析样本数据,判断样本信息是否支持这种假设,最后作出拒绝或不拒绝这种假设的取舍抉择。这种通过对假设作出取舍抉择来达到解决问题目的的方法,称之为假设检验。

4.3.1 假设检验的目的与意义

现在来做一个实验。总体 A 是 100 例正常成年男子血红蛋白(g/L,以下省略)实测值的集合,从中随机抽取样本 a_1 和样本 a_2;总体 B 是另外 100 例正常成年男子血红蛋白实测值的集合,从中随机抽取样本 b;a_1、a_2 和 b 三个样本的含量均为 10 例,有关数值如下:

$$\begin{array}{ccc} \text{A} & a_1 & a_2 \\ (\mu = 130.0, \sigma = 7.5) \longrightarrow & (\bar{X} = 131.9) & (\bar{X} = 128.3) \end{array}$$

$$\begin{array}{cc} \text{B} & b \\ (\mu = 140.0, \sigma = 8.2) \longrightarrow & (\bar{X} = 138.2) \end{array}$$

a_1 与 a_2 都是 A 的随机样本,它们的均数之差:131.9 - 128.3 = 3.6,应属偶然的;b 与 a_1 分别是 B 与 A 的随机样本,它们的均数之差:138.2 - 131.9 = 6.3,应含有 A 与 B 之间差别的因素。反过来说,a_1 和 a_2 都是对 A 的估计;a_1 和 b 则是分别对 A 和 B 的估计,而 A 和 B 是两个不同的总体,即总体均数不同,总体标准差亦不同。

a_1 与 a_2 之差是抽样误差。关于 a_1 与 b 之差,首先是两个总体均数之差的反映;其次,也包含抽样误差。在一般研究工作中,研究者能够直接掌握的,只有样本,没有总体,只能通过对样本的分析来估计和评价总体。比如手头有下面两个样本,指标是心率(次/分钟):

甲:$n = 20$,$\bar{X} = 74.5$,测自高原地区正常成年男子;

乙:$n = 22$,$\bar{X} = 72.1$,测自平原地区正常成年男子。

如果研究设计是正确的,现在问:从以上结果能否认为高原地区正常成年男子的心率高于平原地区者? 这个问题的实质,就是要求确认甲与乙两个样本之间的关系,是上述 a_1 与 a_2 的关系呢,还是 a_1 与 b 的关系呢? 如果是 a_1 与 a_2 的关系,表示高原地区正常成年男子的心率与平原地区者无异;如果是 a_1 与 b 的关系,表示高原地区正常成年男子的心率与平原地区者有别,居高原地区者的心率较高。

假设检验的意义就是分辨两个样本是否分别属于两个不同的总体,并对总体作出适当的结论。与此类似的,假设检验也包括分辨一个样本是否属于某特定总体、三个及三个以上的样本是否同属于相同总体等。

4.3.2 假设检验的原理与步骤

假设检验在实际运作时,一般有如下几个步骤,现以一实例说明。

【例 4.4】 大规模调查表明健康成年男子血清总胆固醇的均数为 4.6mmol/L,今随机调查某单位食堂成年男性炊事员 25 名,测得血清总胆固醇均数为 5.1mmol/L,标准差为 0.88mmol/L,试问该单位食堂成年男性炊事员血清总胆固醇的均数与健康成年男子血清总胆固醇的均数有无差别?

本例中已知一个总体:$\mu_0 = 4.6$mmol/L,一个样本:$n = 25$,$\bar{X} = 5.1$ mmol/L,$s = 0.88$ mmol/L。现有的样本均数和总体均数不同,其差别可能有两个方面的原因造成:一是抽样误差;二是样本所来自的未知总体与已知总体不同,存在本质差异。为识别这两种可能,我们对其做假设检验。

1)建立假设

首先建立假设,在假设的前提下才有规律可循。假设是根据统计推断的目的而提出的对总体特征的假设。统计学中的假设有两方面的内容:一是检验假设

(hypothesis to be tested),亦称原假设或无效假设(null hypothesis),记为 H_0；二是与 H_0 相对立的备择假设(alternative hypothesis),记为 H_1。后者的意义在于当 H_0 被拒绝时供采用。两者是互斥的,非此即彼。

本例中一个总体已知,是特定的；另一个总体未知,只知道其中的一个样本,属于单样本检验。建立以下假设：

$$H_0: \mu = \mu_0; \qquad\qquad H_1: \mu \neq \mu_0。$$
即 $\quad H_0: \mu = 4.6(\text{mmol/L}); \qquad H_1: \mu \neq 4.6(\text{mmol/L})。$

在这里备择假设包含了 $\mu > \mu_0$ 和 $\mu < \mu_0$ 两方面。

2)确定检验水准

确定检验水准(size of test)实际上就是确定拒绝 H_0 时的最大允许风险。检验水准,常用 α 表示,是指检验假设 H_0 本来是成立的,而根据样本信息拒绝 H_0 的可能性大小的度量,换言之,α 是拒绝了实际上成立的 H_0 的概率。习惯上常用的检验水准为 $\alpha = 0.05$,其意义是：在所设 H_0 的总体中随机获得手头样本的概率不超过 5%。"手头样本"也包括与总体参数偏离更大的样本($|\bar{X} - \mu| \geq 5.1 - 4.6 = 0.5\text{mmol/L}$)在内。

除 $\alpha = 0.05$ 水准之外,还可用 $\alpha = 0.01$。同理,也可用 $\alpha = 0.10$,$\alpha = 0.20$ 等,这些 α 的取值除水准各异之外,在解释上是雷同的,不过最常用的仍是 $\alpha = 0.05$ 水准。本例取 $\alpha = 0.05$。

3)计算检验统计量和 P 值

检验统计量(statistics for hypothesis test)是衡量样本与总体间的差别或偏离程度的一个统计指标。各种检验方法大多需按相应的公式计算检验统计量。样本与总体间的差别常用 t 统计量来衡量：

$$t = \frac{|\bar{X} - \mu_0|}{s_{\bar{X}}} = \frac{|\bar{X} - \mu_0|}{s/\sqrt{n}}, \quad \nu = n - 1 \qquad (4.12)$$

统计量 t 表示：在标准误的尺度下,样本均数与总体均数的偏离。这种偏离称为标准 t 离差(standard t deviation)。根据抽样误差理论,在 H_0 成立的前提下,统计量 t 服从 t 分布,即 t 值在 0 附近的可能性较大,而远离 0 的可能性较小,离 0 越远,可能性越小。这便是 H_0 假设前提下可循的规律。

本例中统计量 t 的当前值为：

$$t = \frac{|5.1 - 4.6|}{0.88/\sqrt{25}} = 2.841$$

$t = 2.841$,这个差别是大还是小？当前样本是否支持 H_0 假设？需根据抽样分布计算与统计量对应的概率即 P 值。P 值的大小表示：在 H_0 成立的前提下,获

得现有这么大 t 离差及更大 t 离差即 $|t| \geqslant 2.841$ 的可能性，即：

$$P = P(|t| \geqslant 2.841)$$

由 $\nu = 25 - 1 = 24$ 查附表 2 的 t 界值表得 $t_{0.01,24} = 2.797$，$t_{0.005,24} = 3.091$，则 $t_{0.01,24} < t < t_{0.005,24}$，故 $0.005 < P < 0.01$。

4）推断结论

按照事先确定的检验水准 α 界定所得 P 值，并按小概率原理认定对 H_0 的取舍而作出推断的结论。若 $P \leqslant \alpha$，则拒绝 H_0，接受 H_1，可以认为样本与总体的差别不仅仅是抽样误差造成的，可能存在本质上的差别，属"非偶然的（significant）"，因此，可以认为两者的差别有统计学意义。若 $P > \alpha$，则样本与总体间的差别尚不能排除纯粹由抽样误差造成，属"偶然的（non-significant）"，故尚不能拒绝 H_0，因此，认为两者的差别无统计学意义。

统计分析结果的表达，一般首先给出统计推断结果，即列出统计量，确切的 P 值，是否拒绝 H_0；然后结合所分析问题的具体背景给出推断结论。

本例 $t = 2.841$，$\nu = 24$，$P < 0.05$，故按 $\alpha = 0.05$ 水准，拒绝 H_0，接受 H_1，差别有统计学意义。

结论：t 检验结果表明，该单位食堂成年男性炊事员血清总胆固醇比健康成年男子高（$t = 2.84$，$P = 0.0090$）。

4.4　均数比较的假设检验

假设检验的具体方法，通常以选定的统计量来命名。如本节介绍的 t 检验和 u 检验，分别要用特定的公式计算检验统计量 t 值和 u 值。应用时首先要了解各种检验方法的用途、应用条件和检验统计量的计算方法。

4.4.1　样本均数与总体均数比较的 t 检验

样本均数与已知总体均数（一般为理论值、标准值或经过大量观察所得的稳定值等）比较的目的，是推断样本所代表的未知总体均数 μ 与已知的总体均数 μ_0 有无差别。具体方法步骤见例 4.4。

4.4.2　配对设计数值变量资料的 t 检验

配对设计（paired design）有两种情况：（1）自身配对：同一对象接受两种处理，如同一标本用两种方法进行检验的结果、同一个体治疗前后某项指标测量值等均可视为一对；（2）异体配对：将实验对象按某些重要特征相近的原则配对，并分别给予两种处理，如同性别、同窝别的两只动物可配成一对等。配对设计下的数据具有一一对应的特征,研究者关心的变量常常是对子的效应差值而不是各自的效应值。在进行配对资料的 t 检验时,首先应求出各对数据间的差值 d,将 d 作为变量值计算均数。若处理因素的效应无差别,理论上差值 d 的总体均数 μ_d 应为 0,故可将该检验理解为样本均数 $\bar{d}$ 与总体均数 $\mu_d = 0$ 的比较。

【例 4.5】 为研究某新的降压药对高血压患者舒张压的影响,随机抽取了10 名高血压患者,分别在其用药前和用药后一个月测量其舒张压,结果见表 4.2第(2)(3)栏,试问该降压药对高血压患者的舒张压是否有影响?

表 4.2　10 名高血压患者用药前后舒张压的测定值(单位:mmHg)

患者号 (1)	用药前 (2)	用药后 (3)	差值 d (4)=(2)-(3)
1	94	88	6
2	102	92	10
3	110	106	4
4	100	94	6
5	102	106	−4
6	106	96	10
7	114	108	6
8	98	96	2
9	108	102	6
10	104	100	4
合计			50

本例为同一受试对象接受了两次测量,属于自身配对,所得数据为配对数值变量资料,可用配对资料的 t 检验进行假设检验。这时,t 值计算公式为:

$$t = \frac{\bar{d}}{s_{\bar{d}}} = \frac{\bar{d}}{s_d / \sqrt{n}} \tag{4.13}$$

$$\nu = 对子数-1 \tag{4.14}$$

式中,$\bar{d}$ 为差值均数,s_d 为差值标准差,n 为差值的个数,$s_{\bar{d}}$ 为差值均数的标准误。假设检验步骤如下:

$H_0: \mu_d = 0$,用药前后的舒张压相同;

$H_1: \mu_d \neq 0$,用药前后的舒张压不同。

$\alpha = 0.05$。

已知 $n=10$，　$\bar{d}=\sum d/n=50/10=5.0(\text{mmHg})$

差值的标准差为：

$$s_d=\sqrt{\frac{\sum d^2-\left(\sum d\right)^2/n}{n-1}}=4.03(\text{mmHg})$$

则检验统计量：

$$t=\frac{5.0}{4.03/\sqrt{10}}=3.923$$

按 $\nu=n-1=10-1=9$ 查 t 值表得双侧界值 $t_{0.005,9}=3.690$，$t_{0.002,9}=4.297$，$t_{0.005,9}<t<t_{0.002,9}$，则 $0.005>P>0.002$，按 $\alpha=0.05$ 水准，拒绝 H_0，接受 H_1，差别有统计学意义。

结论：配对 t 检验结果表明，高血压患者用药后的舒张压平均下降 5 mmHg（$t=3.93$，$P=0.0035$）。

【例 4.6】　某医生研究脑缺氧对脑组织中生化指标的影响，将乳猪按出生体重配成 7 对，一组为对照组，一组为脑缺氧模型组，结果见表 4.3 的第(2)(3)栏。试比较两组猪脑组织钙泵的含量有无差别。

表 4.3　两组乳猪脑组织钙泵含量(单位：μg/g)

乳猪号 (1)	对照组 (2)	实验组 (3)	差值 d (4)=(2)−(3)	d^2 (5)=(4)^2
1	0.3550	0.2755	0.0795	0.006320
2	0.2000	0.2545	−0.0545	0.002970
3	0.3130	0.1800	0.1330	0.017689
4	0.3630	0.3230	0.0400	0.001600
5	0.3544	0.3113	0.0431	0.001858
6	0.3450	0.2955	0.0495	0.002450
7	0.3050	0.2870	0.0180	0.000324
合计			0.3086	0.033211

本例在设计时，将两出生状况相近的乳猪配成一对，并将它们随机分作两组，一只做缺氧处理，另一只为对照，所得数据为配对数值变量资料，故用配对 t 检验进行处理。

对于例 4.5 检验假设为 $H_0:\mu_d=0$ 和 $H_1:\mu_d\neq0$。当 $P\leqslant\alpha$ 时，拒绝 H_0，接

受 H_1。这里的 H_1 实际上包含了 $\mu_d > 0$ 和 $\mu_d < 0$ 两种可能,分别是从 $H_0: \mu_d = 0$ 向两个方向偏离,$\mu_d > 0$ 为一侧,$\mu_d < 0$ 为另一侧,故称为双侧检验。如果专业理论上能说明其中一侧不可能出现,则只需比较其中一侧,称为单侧检验。参见 4.6 节。

对本例资料,生理试验已经证明,缺氧不会使乳猪脑组织钙泵含量增加。因此,选用单侧检验。

$H_0: \mu_d = 0$,即两组乳猪脑组织钙泵含量相等;

$H_1: \mu_d > 0$,即对照组乳猪脑组织钙泵含量高于实验组。

单侧 $\alpha = 0.05$。

已知 $n = 7$,$\bar{d} = \sum d / n = 0.3086 / 7 = 0.0441 (\mu g/g)$

差值的标准差为:

$$s_d = \sqrt{\frac{\sum d^2 - \left(\sum d\right)^2 / n}{n - 1}} = \sqrt{\frac{0.033211 - (0.3086)^2 / 7}{7 - 1}} = 0.05716 (\mu g/g)$$

则检验统计量:$t = \dfrac{\bar{d}}{s_d / \sqrt{n}} = \dfrac{0.0441}{0.05716 / \sqrt{7}} = 2.0412$

按 $\nu = n - 1 = 7 - 1 = 6$ 查附表 2 的 t 界值表得单侧 $t_{0.05,6} = 1.943$,$t > t_{0.05,6}$,则 $P < 0.05$,拒绝 H_0,接受 H_1,差别有统计学意义。

结论:配对 t 检验结果表明,脑缺氧可造成钙泵含量降低($t = 2.04$,$P = 0.0437$)。

4.4.3　成组设计数值变量资料的 t 检验

如果设计思路是将受试对象完全随机地分配到两组中,分别接受不同的处理,或者分别从两个总体中完全随机地抽取一部分个体进行研究,例如手术组与非手术组、新药组与对照组,通常被称为成组设计,亦称完全随机设计。若指标是定量的,通常采用两组数值变量资料的 t 检验,目的在于推断两个样本所代表的两总体均数 μ_1 和 μ_2 是否相等。此时,t 检验的公式为:

$$t = \frac{\bar{X}_1 - \bar{X}_2}{s_{\bar{X}_1 - \bar{X}_2}} \tag{4.15}$$

$$\nu = n_1 + n_2 - 2 \tag{4.16}$$

式中,$s_{\bar{X}_1 - \bar{X}_2}$ 为均数之差的标准误,可参见公式(4.9)和公式(4.10)。

【例 4.7】　某医生研究转铁蛋白对病毒性肝炎诊断的临床意义,测得 12 名正常人和 13 名病毒性肝炎患者血清转铁蛋白含量($\mu g/dl$),结果见例 4.3。问患者和正常人转铁蛋白含量是否有差异？

$H_0: \mu_1 = \mu_2$，正常人与病毒性肝炎患者血清转铁蛋白含量相同；

$H_1: \mu_1 \neq \mu_2$，正常人与病毒性肝炎患者血清转铁蛋白含量不同。

双侧 $\alpha = 0.05$。

$$因 \quad \bar{X}_1 = \frac{\sum X_1}{n_1} = 273.18, \quad s_1^2 = 9.77^2$$

$$\bar{X}_2 = \frac{\sum X_2}{n_2} = 231.86, \quad s_2^2 = 12.17^2$$

则合并方差为：$s_c^2 = \dfrac{11 \times 9.77^2 + 12 \times 12.17^2}{12 + 13 - 2} = 122.93$

计算检验统计量：

$$t = \frac{273.18 - 231.86}{\sqrt{122.93 \times (1/12 + 1/13)}} = 9.31$$

$$\nu = n_1 + n_2 - 2 = 12 + 13 - 2 = 23$$

查附表 2 的 t 界值表得 $t_{0.01, 23} = 2.807$，现有样本计算所得检验统计量 $t > t_{0.01, 23}$，因此 $P < 0.01$，按 $\alpha = 0.05$ 水准拒绝 H_0，接受 H_1，差别有统计学意义。

结论：t 检验结果表明，病毒性肝炎患者血清转铁蛋白含量总体均数较正常人低（$t = 9.30$，$P < 0.0001$）。

【例 4.8】　某地随机抽取正常成年男子和正常成年女子各 15 名，测定血小板计数（单位：$10^9/L$，下同），其测定结果如下。试说明男女血小板计数有无差别？

$$男：n_1 = 15, \bar{X}_1 = 143.0, s_1 = 12.6$$

$$女：n_2 = 15, \bar{X}_2 = 140.4, s_2 = 12.3$$

本例可采用两组数值变量资料的 t 检验。

$H_0: \mu_1 = \mu_2$，男女血小板计数总体均数相同；

$H_1: \mu_1 \neq \mu_2$，男女血小板计数总体均数不同。

$\alpha = 0.05$。

本例　$s_c^2 = \dfrac{14 \times 12.6^2 + 14 \times 12.3^2}{15 + 15 - 2} = 155.03$

计算检验统计量：

$$t = \frac{143.0 - 140.4}{\sqrt{155.03 \times (1/15 + 1/15)}} = 0.5719$$

$$\nu = n_1 + n_2 - 2 = 15 + 15 - 2 = 28$$

查附表 2 的 t 界值表得 $t_{0.05,28}=2.048$，现有样本计算所得检验统计量 $t<t_{0.05,28}$，$P>0.05$，按 $\alpha=0.05$ 水准不拒绝 H_0，差别无统计学意义。

结论：t 检验结果表明，根据手头样本尚不能认为男女血小板计数有差别（$t=0.57$，$P=0.5720$）。

4.4.4　成组设计数值变量资料的 u 检验

在样本较大（自由度大于 100）时，假设检验对资料的正态性和方差齐性要求不高，且 t 分布和标准正态 u 分布很接近，故可以用 u 检验代替 t 检验，如式（4.15）可用 u 统计量简化计算如下：

$$u=\frac{\bar{X}_1-\bar{X}_2}{s_{\bar{X}_1-\bar{X}_2}}=\frac{\bar{X}_1-\bar{X}_2}{\sqrt{s_1{}^2/n_1+s_2{}^2/n_2}} \tag{4.17}$$

在大样本的时候，两种检验的近似程度较好，小样本时，结果出入较大。同理，单样本也可以做 u 检验。

【例 4.9】　某地随机抽取正常成年男子和正常成年女子各 150 名，测定红细胞计数（单位：$10^{12}/L$，下同），其测定结果如下。试说明男女红细胞计数有无差别？

$$男：n_1=150,\ \bar{X}_1=4.71,\ s_1=0.50$$

$$女：n_2=150,\ \bar{X}_2=4.22,\ s_2=0.55$$

H_0：$\mu_1=\mu_2$，男女红细胞计数总体均数相同；

H_1：$\mu_1\neq\mu_2$，男女红细胞计数总体均数不同。

$\alpha=0.05$。

计算检验统计量：

$$u=\frac{4.71-4.22}{\sqrt{0.50^2/150+0.55^2/150}}=8.074$$

以 $\nu=\infty$ 查附表 2 得 $t_{0.001,\infty}=3.29$，即 $u_{0.001}=3.29$，现有样本计算所得检验统计量 $u>u_{0.001}$，$P<0.001$，按 $\alpha=0.05$ 水准，拒绝 H_0，接受 H_1，差别有统计学意义。

结论：u 检验结果表明，男性红细胞计数较女性高（$u=8.07$，$P<0.0001$）。

4.5　第一类错误和第二类错误

假设检验的核心是推断 H_0。当 H_0 是真实的，拒绝 H_0 就是错误的，不拒绝 H_0 则是正确的；当 H_0 是不真实的，拒绝 H_0 就是正确的，不拒绝 H_0 则是错误的。所以假设检验中作出的推断结论可以有以下四种情况：

	拒绝 H_0,接受 H_1	不拒绝 H_0
H_0 真实	Ⅰ型错误(α)	正确推断($1-\alpha$)
H_0 不真实	正确推断($1-\beta$)	Ⅱ型错误(β)

为区别这两种错误,统计学上规定:拒绝了实际上成立的 H_0,这类"弃真"的错误称为Ⅰ型错误(type Ⅰ error)或第一类错误;不拒绝实际上是不成立的 H_0,这类"存伪"的错误称为Ⅱ型错误(type Ⅱ error)或第二类错误。如图4.3,设 $H_0: \mu = \mu_0$, $H_1: \mu > \mu_0$,若 μ 确实为 μ_0,则 H_0 实际上是成立的,但由于抽样的偶然性,得到了较大的样本均数,计算得到的检验统计量大于相应的界值,按所取的检验水准 α 拒绝 H_0,接受 H_1,结论为 $\mu > \mu_0$,这样的推断犯了Ⅰ型错误;同理,若 μ 确实大于 μ_0,则实际上 H_0 是不成立的,但由于抽样的偶然性得到了较小的样本均数,计算的检验统计量小于相应的界值,按所取的检验水准 α 不拒绝 H_0,这样的推断犯了Ⅱ型错误。

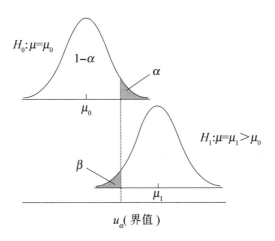

图 4.3 Ⅰ型、Ⅱ型错误示意(以单侧 u 检验为例)

Ⅰ型错误的概率用 α 表示,是根据研究者的要求在计算检验统计量之前设定的,如确定 $\alpha = 0.05$,即Ⅰ型错误的概率为 0.05,理论上 100 次抽样中发生这样的错误平均有 5 次;Ⅱ型错误的概率用 β 表示,一般地,β 的大小和样本量、α 值、两总体的实际差距有关,它只有与特定的 H_1 结合起来才有意义,而通常的检验假设其 H_1 总是非特定的,所以 β 值的大小很难确切估计。当 α 确定后,增加样本量可减少 β。当样本量确定后,α 和 β 是相互制约的,α 越小,β 越大;反之,α 越大,β 越小,可以根据研究要求适当控制,若重点减少 α,一般取较小的 α,例如 $\alpha = 0.01$;若重点在减少 β,一般取 $\alpha = 0.05$,$\alpha = 0.1$ 或更高,因为 β 虽属未知,但估计比取 $\alpha = 0.01$ 时小些。当然 α 的选取须视具体情况而定。图 4.3 中的 $1-\beta$ 称为检验效能或把握度（power of a test），即两总体确有差别，按 α 水准能发现它们有差别的能力。例如 $1-\beta=0.9$，意味着若两总体确有差别，则理论上 100 次抽样研究中，平均有 90 次能得出有差别的结论。

值得注意的是：拒绝 H_0，只可能犯 I 型错误，不可能犯 II 型错误；不拒绝 H_0，只可能犯 II 型错误，不可能犯 I 型错误。

4.6 假设检验时应注意的问题

4.6.1 要有严密的研究设计

这是假设检验的前提。研究个体应具有同质性，资料应具代表性，即样本从相应的总体中经随机抽样获得，能够代表总体的特征；比较的组间应具可比性，即各对比组间除了要比较的主要因素外，其他影响结果的因素应尽可能相同或相近。

4.6.2 选用的假设检验方法应符合其应用条件

应根据研究设计类型、变量的类型和分布、样本量大小等选用适当的检验方法。

本章介绍的假设检验是以数值变量资料为载体的 t 检验。应用 t 检验，要求原始数据满足如下三个条件：①独立性（independence）：各观察值间相互独立，不能互相影响；②正态性（normality）：理论上要求样本取自正态总体；③方差齐性（homoscedasticity）：两样本所对应的总体方差相等。

在实际应用中，只要变量分布为单峰近似正态分布，对 t 检验的结果影响不大；对方差而言，理论上应相等方能合并，计算出合并方差 s_c^2，从而进一步计算检验统计量 t 值，样本量较大时，对等方差的要求较弱；样本量较小时，应先作方差齐性检验。判断两总体方差 σ_1^2 与 σ_2^2 是否相等可用 F 检验，F 统计量的计算见式（4.18）。

$$F=\frac{s_1^2（较大）}{s_2^2（较小）}, \quad \nu_1=n_1-1, \quad \nu_2=n_2-1 \tag{4.18}$$

检验统计量 F 值为两个样本方差之比，如仅是抽样误差的影响，F 值一般不会偏离 1 太远，求得 F 值后，查附表 4（方差齐性检验用）得 P 值并按检验水准作出结论。因式中规定以较大的方差做分子，故 F 统计量必然大于 1，附表 4 中只给出了不对称 F 分布的右侧界值，实则对应双尾的概率 P。

【例 4.10】试对例 4.8 资料做方差齐性检验。

$H_0: \sigma_1^2=\sigma_2^2$，男性和女性血小板计数总体方差相同；

$H_1: \sigma_1^2 \neq \sigma_2^2$，男性和女性血小板计数总体方差不同。

$\alpha = 0.10$（欲不拒绝 H_0，宜取稍大 α 以减少 II 型错误）。

$$F = \frac{s_1^2(较大)}{s_2^2(较小)} = \frac{12.6^2}{12.3^2} = 1.049$$

$$\nu_1 = n_1 - 1 = 15 - 1 = 14 , \quad \nu_2 = n_2 - 1 = 15 - 1 = 14$$

查附表 4 的 F 界值表（方差齐性检验用）得 $F_{0.1,14,14} \approx F_{0.1,15,14} = 2.46 > 1.049$，故 $P > 0.10$，按 $\alpha = 0.10$ 水准不拒绝 H_0，差别无统计学意义。

结论：方差齐性检验表明，可认为男女红细胞计数总体方差相同（$F = 1.05$，$P = 0.9294$）。

当方差不齐时两样本比较用 t' 检验，t' 统计量的公式为：

$$t' = \frac{|\bar{X}_1 - \bar{X}_2|}{\sqrt{\dfrac{s_1^2}{n_1} + \dfrac{s_2^2}{n_2}}} \tag{4.19}$$

t' 检验的自由度可用 Satterthwaite 法校正：

$$\nu' = \frac{(s_1^2/n_1 + s_2^2/n_2)^2}{\dfrac{(s_1^2/n_1)^2}{n_1 - 1} + \dfrac{(s_2^2/n_2)^2}{n_2 - 1}} \tag{4.20}$$

根据自由度 ν' 查 t 界值表，作出推断结论。

【例 4.11】　随机抽取 20 只小鼠分配到 A、B 两个不同饲料组，每组 10 只，在喂养一定时间后，测得鼠肝中铁的含量（μg/g），数据如下。试问不同饲料对鼠肝中铁的含量有无影响？

A 组　　3.59　0.96　3.89　1.23　1.61　2.94　1.96　3.68　1.54　2.59

B 组　　2.23　1.14　2.63　1.00　1.35　2.01　1.64　1.13　1.01　1.70

①就该资料作方差齐性检验。

$H_0: \sigma_1^2 = \sigma_2^2$；

$H_1: \sigma_1^2 \neq \sigma_2^2$。

$\alpha = 0.10$。

$$\bar{X}_1 = \frac{\sum X_1}{n_1} = 2.399, \quad s_1 = 1.085$$

$$\bar{X}_2 = \frac{\sum X_2}{n_2} = 1.584, \quad s_2 = 0.562$$

$$F = \frac{s_1^2 (较大)}{s_2^2 (较小)} = \frac{1.085^2}{0.562^2} = 3.727$$

$$\nu_1 = n_1 - 1 = 10 - 1 = 9, \quad \nu_2 = n_2 - 1 = 10 - 1 = 9$$

查附表 4 得 $F_{0.1,9,9} = 3.18 < 3.727$，故 $P < 0.10 (P = 0.0627)$，按 $\alpha = 0.10$ 水准，拒绝 H_0，接受 H_1，可认为两种饲料喂养的鼠肝中铁含量的总体方差不相等，故选择 t' 检验。

②t' 检验

$H_0: \mu_1 = \mu_2$；

$H_1: \mu_1 \neq \mu_2$。

$\alpha = 0.05$。

$$t' = \frac{|\bar{X}_1 - \bar{X}_2|}{\sqrt{\dfrac{s_1^2}{n_1} + \dfrac{s_2^2}{n_2}}} = \frac{|2.399 - 1.584|}{\sqrt{\dfrac{1.085^2}{10} + \dfrac{0.562^2}{10}}} = 2.109$$

$$\nu = \frac{(s_1^2/n_1 + s_2^2/n_2)^2}{\dfrac{(s_1^2/n_1)^2}{n_1 - 1} + \dfrac{(s_2^2/n_2)^2}{n_2 - 1}} = \frac{(1.085^2/10 + 0.562^2/10)^2}{\dfrac{(1.085^2/10)^2}{10 - 1} + \dfrac{(0.562^2/10)^2}{10 - 1}} = 13.5 \approx 14$$

查附表 2 的 t 界值表，$t_{0.05,14} = 2.145 > 2.109$，$P > 0.05$，按 $\alpha = 0.05$ 水准不拒绝 H_0，差异无统计学意义。

结论：t' 检验表明，根据现有资料尚不能认为两种饲料喂养的鼠肝中铁含量不相等（$t = 2.11$，$P = 0.0541$）。

4.6.3 正确理解 α 水准和 P 值的意义

α 水准是在假设检验之前设定的，说明按不超越多大的风险为条件作结论，是犯 I 型错误的最大风险；P 值是指由 H_0 所规定的总体做随机抽样，获得等于大于现有样本获得的检验统计量值的概率。可见两者是有差别的。

P 值的大小标明以多大的风险拒绝 H_0，或者说，作出"拒绝 H_0 而接受 H_1"的结论时冒了多大的风险。显然，P 值越小，风险越小，所得结论的误差也小；反之，P 值越大，风险也越大，上述结论也难以认可。

当 $P > \alpha$ 时，表示从所设总体随机获得手头样本的概率已经超过事先确定的 α 水准。如取 $\alpha = 0.05$，即手头样本从所设总体中随机获得之机会 $>5\%$，出现超过 α 水准的风险是不允许的，故不能拒绝 H_0。但不直接说"接受 H_0"，这是一个逻辑上的推理概念：H_0 原本是假设的，这个假设若不成立，可以拒绝；而当 P 值不太小，拒绝的理由不充分时，并不等于这个假设的成立，比如，以下的 H_0 可能均未被拒绝:$H_0: \mu = 0, H_0: \mu = 0.01, H_0: \mu = 0.013, \cdots\cdots$而我们却难以决定接受其中的哪一个。所以,当 $P > \alpha$ 时,我们一般只说"不拒绝"而不说"接受",逻辑上比较严谨。

需要特别注意的是,P 值越小,说明越有理由拒绝 H_0 而接受 H_1,越有理由说明样本所分别来自的总体有差别。至于两个总体相差多大,与 P 值的大小无关。不能说 P 值越小,两总体相差越大。

4.6.4　单侧检验和双侧检验

$H_0: \mu_1 = \mu_2$ 和 $H_1: \mu_1 \neq \mu_2$ 是假设检验所建立两个假设,当 $P \leqslant \alpha$ 时,结论为"拒绝 H_0,接受 H_1"。这里的 $H_1: \mu_1 \neq \mu_2$ 显然包括 $\mu_1 > \mu_2$ 和 $\mu_1 < \mu_2$,它们都符合与 $H_0: \mu_1 = \mu_2$ 对立的条件,但分别从 $H_0: \mu_1 = \mu_2$ 向两侧方向偏离,即 $\mu_1 > \mu_2$ 为一侧,$\mu_1 < \mu_2$ 为相反的另一侧,故称双侧检验(two-sided test),前面讲述的几种 t 检验除例 4.6 都用了双侧检验。若仅取其中之一侧,就是单侧检验(one-sided test),其检验假设如下:

$$\begin{cases} H_0: \mu_1 = \mu_2 \\ H_1: \mu_1 > \mu_2 \end{cases} \quad \text{或} \quad \begin{cases} H_0: \mu_1 = \mu_2 \\ H_1: \mu_1 < \mu_2 \end{cases}$$

也就是 H_1 假设的内容可反映出检验的单双侧。单侧检验原则上是依据资料的性质和实验设计的规定来选择的,仅当根据专业知识有充分的理由排除某一侧,方可采用。若从专业知识可判断一种方法的结果不可能低于或高于另一种方法的结果,可选用单侧检验,并在 α 水准处注明单侧(双侧一般不注明),统计量的计算和结论仿双侧检验,查表时选择单侧界值。

如果选择单侧检验是恰当的,可获得优于双侧检验的效能;但如果选择单侧检验属于不当,所得的 P 值将小于实际 P 值,会增大 I 型错误的概率,这是单侧检验的弊端。所以在选择单、双侧时一定要依赖专业知识。

4.6.5　结论不能绝对化

是否拒绝 H_0,决定于被研究事物有无本质差异和抽样误差的大小,以及选用检验水准的高低。在实际工作中,取同一检验水准,就现有样本不拒绝 H_0,但增加样本量,可减少抽样误差,就有可能拒绝 H_0;α 的选择往往有一定的灵活性,有时同一问题,按 $\alpha = 0.05$ 水准拒绝 H_0,按 $\alpha = 0.01$ 水准有可能不拒绝 H_0;此外,拒绝 H_0 可产生 I 型错误,不拒绝 H_0 可产生 II 型错误,假设检验的结论是依据概率下的,不能绝对化。因此,报告结论时常需列出由样本算得的检验统计量值,并写出 P 值的确切值,如 $P = 0.0171$。P 在界值附近时,下结论要慎重。

复习思考题

1. 标准差和标准误有何区别和联系？

2. 检验水准 α 和 P 值，两者含义有什么不同？

3. 假设检验用于推断两总体均数有无差异，可信区间用于推断总体参数在哪一个范围，试讨论：(1) 当检验水准确定后，在配对设计和成组设计两种情况下，分别计算差值和两均数差值的总体均数的可信区间表达公式。(2) 能否用可信区间回答假设检验的问题？

4. 第一类错误与第二类错误的区别及联系何在？了解这两类错误有何实际意义？

5. t 检验和 u 检验分别在什么条件下应用，这两种检验间有什么联系？

6. 假设检验的意义何在？应用假设检验时应注意哪些问题？

7. 10 例男性矽肺患者的血红蛋白（g/L）的均数为 125.9（g/L），标准差为 16.3（g/L），已知男性健康成人的血红蛋白正常值为 140.2（g/L），问矽肺患者的血红蛋白是否与健康人不同。

8. 某医院用某新药与常规药物治疗婴幼儿贫血，将 20 名贫血患儿随机等分两组，分别接受两种药物治疗，测得血红蛋白增加量（g/L）如表 4.4。问新药与常规药物的疗效有无差别？

表 4.4　2 种药物治疗婴幼儿贫血的疗效观察

新药组	24	36	25	14	26	34	23	20	15	19
常规药组	14	18	20	15	22	24	21	25	27	23

9. 将 20 名某病患者随机分为两组，分别用甲、乙两药治疗，测得治疗前后（治后一月）的血沉（mm/小时）如表 4.5。试问：(1) 甲乙两药是否均有效？(2) 甲乙两药的疗效有无差别？

表 4.5　某病患者治疗前后的血沉

	病人号	1	2	3	4	5	6	7	8	9	10
甲药	治疗前	10	13	6	11	10	7	8	8	5	9
	治疗后	6	9	3	10	10	4	2	5	3	3
乙药	病人号	1	2	3	4	5	6	7	8	9	10
	治疗前	9	10	9	13	8	6	10	11	10	10
	治疗后	6	3	5	3	3	5	8	2	7	4

第 5 章　方差分析

前一章介绍了两个总体均数比较($H_0 : \mu_1 = \mu_2$)的假设检验方法。但在实际研究问题中还会遇到多个均数比较的问题,如:某人研究不同剂量的降血脂药对高血脂患者血脂指标甘油三酯(TG)的影响,要比较高剂量组、中剂量组、低剂量组 3 组总体均数 μ_1、μ_2 和 μ_3 是否相同。对于 3 个、4 个或更多个均数的比较,t 检验或 u 检验就无能为力了。或许有人会想起将每两个均数分别用 t 检验比较,得到比较结果,再将各次比较结果综合在一起,其实这种做法是有风险的。

事实上,设假设检验的检验水准 α 取 0.05,即犯 Ⅰ 型错误的概率控制在 0.05 以内。如果是 3 个均数比较,将每两个均数用 t 检验去比较,要重复 3 次,则至少犯一次 Ⅰ 型错误的概率为 $1-(1-0.05)^3 = 0.1426$;若是 4 个均数比较要重复 6 次 t 检验,则至少犯一次 Ⅰ 型错误的概率为 $1-(1-0.05)^6 = 0.2649$。随着重复比较次数的增加,至少犯一次 Ⅰ 型错误的概率将增加。更一般地,若是 k 个均数两两进行比较要重复做 $C_k^2 = k(k-1)/2$ 次 t 检验,则至少犯一次 Ⅰ 型错误的概率为 $1-(1-0.05)^{k(k-1)/2}$。显然,只要 $k > 2$,则至少犯一次Ⅰ型错误的概率将大于 0.05。

鉴于以上原因,英国统计学家 R. A. Fisher(1923)提出,对多组均数的比较需采用方差分析(analysis of variance,简称 ANOVA),为了纪念这位伟大的统计学家,方差分析又称为 F 检验。

5.1　方差分析的基本思想

5.1.1　变异的分解

先看一个实例。

【例 5.1】某医师研究胃癌与胃黏膜细胞中 DNA 含量的关系,分别测定正常人、胃黏膜增生患者和胃癌患者的胃黏膜细胞中 DNA 含量(A. U),数据如表 5.1。试问三组人群的胃黏膜细胞中 DNA 含量是否相同?

用 X_{ij} 表示第 i 组第 j 个样本观察值;n_i 为第 i 组的样本量;$\bar{X}_i$ 表示第 i 组的均数;s_i 表示第 i 组的标准差;$\bar{X}$ 表示总均数;k 表示组数,N 为总例数。

从表 5.1 可以看到三种变异。

表 5.1　三组人群的胃黏膜细胞中 DNA 含量（单位：A.U）

	正常人	胃黏膜增生	胃癌	
X_{ij}	11.9	13.9	20.3	
	13.4	17.2	17.8	
	9.0	16.5	23.4	
	10.7	14.7	17.1	
	13.7	14.6	20.6	
	12.2	13.0	19.5	
	12.8	12.0	16.4	
	14.0	16.4	22.2	
	11.5	14.1	20.1	
	12.9	15.6	17.6	
	12.6	14.8	18.2	
	13.5	13.9	22.9	
	10.8		19.9	
	12.1			
n_i	14	12	13	$N=39$
$\bar{X}_i$	12.221	14.725	19.692	$\bar{X}=15.482$
s_i^2	1.897	2.275	4.959	$s^2=13.036$

1）总变异（total variation）。39 名正常人、胃黏膜增生和胃癌患者的胃黏膜细胞中 DNA 含量大小不等，它们之间的差异称为总变异，反映了全部 39 个观察值的变异，可以用总离均差平方和（sum of squares of deviations from mean）表示：

$$SS_{总} = \sum_i \sum_j (X_{ij} - \bar{X})^2 \tag{5.1}$$

因为总例数为 N，因此，总自由度 $\nu_{总} = N-1$。

2）组间变异（variation between groups）。三个组 DNA 含量的样本均数也不等，这种变异称为组间变异，反映了三组间的差别，其大小可用各组均数 $\bar{X}_i$ 与总均数 $\bar{X}$ 的离均差平方和来表示：

$$SS_{组间} = \sum_i n_i (\bar{X}_i - \bar{X})^2 \tag{5.2}$$

因为有 k 个组，则组间自由度为 $k-1$。组间均方为 $MS_{组间} = SS_{组间}/(k-1)$。

3）组内变异（variation within group）。每组内部 DNA 含量也不等，各组内的变异之和称为组内变异，其大小可用三组组内离均差平方和表示：

$$SS_{组内} = \sum_i \sum_j (X_{ij} - \bar{X}_i)^2 = \sum_i (n_i - 1) s_i^2 \tag{5.3}$$

它反映了 DNA 含量的随机误差。各组自由度为 $n_i - 1$，则组内自由度为 $\nu_{组内} = N - k$，组内均方为 $MS_{组内} = SS_{组内}/(N - k)$。

可以证明：

$$SS_{总} = SS_{组间} + SS_{组内} \tag{5.4}$$

这就是总变异的分解，且自由度亦相应地有：

$$\nu_{总} = \nu_{组间} + \nu_{组内} \tag{5.5}$$

5.1.2　方差分析的基本思想

首先，把全部数据关于总均数的离均差平方和（总变异）按资料的设计类型分解成几部分，每一部分表示某一影响因素所产生的效应，其中有一项是误差。本例分解为组间变异和组内变异（误差）两部分。$MS_{组间}$ 是组间变异的均方，表示各组样本均数间的变异。造成此变异可以有两种原因：第一，各组内个体的变异（随机误差）；第二，各组效应间的差别。其中，第一种原因必然存在，第二种原因正是试验所要研究的问题。$MS_{组内}$ 是组内变异的均方，纯粹由上述第一种原因造成，而与试验因素无关。如果各组来自同一总体，即：$\mu_1 = \mu_2 = \mu_3$，则组间变异与组内变异都只反映随机误差，即组间均方应等于组内均方。此时，若计算组间均方和组内均方之比：

$$F = \frac{MS_{组间}}{MS_{组内}} = \frac{SS_{组间}/(k-1)}{SS_{组内}/(N-k)} \tag{5.6}$$

则理论上 F 值应等于 1。但由于抽样误差的影响，F 值不会正好等于 1，而是接近于 1。或者说，F 值接近于 1 的可能性大，远离 1 的可能性小。此时，F 值的分布服

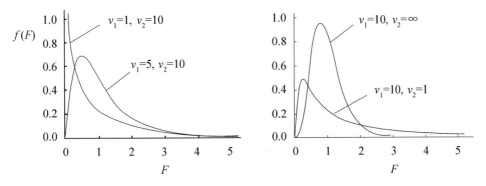

图 5.1　不同自由度时的 F 分布曲线

从 F 分布（F distribution），见图 5.1。反之，如果各组不是来自同一总体，则组间变异将大于组内变异，F 值将明显大于 1。因此，可以根据 F 分布作出统计推断。

5.2 成组设计资料的方差分析

成组设计亦称完全随机设计（completely randomized design）。该设计仅涉及一个研究因素，k 个不同的水平（k 个分组）。例 5.1 中一个研究因素是分组因素，3 个组表示该因素的 3 个水平，目的是比较 3 个水平下各均数是否相等。用单因素方差分析（one-way ANOVA）。

【例 5.2】 续例 5.1。用单因素方差分析比较正常人、胃黏膜增生患者和胃癌患者的胃黏膜细胞中平均 DNA 含量是否相等。

1）建立假设和确定检验水准。

H_0：三组人群的胃黏膜细胞中 DNA 含量的总体均数相等，$\mu_1 = \mu_2 = \mu_3$；

H_1：三组总体均数不相等或不全相等。

$\alpha = 0.05$。

2）计算检验统计量 F 值。

$$SS_{总} = \sum_i \sum_j (X_{ij} - \bar{X})^2 = 495.36$$

$$SS_{组间} = \sum_i n_i (\bar{X}_i - \bar{X})^2 = 386.16$$

$$SS_{组内} = \sum_i \sum_j (X_{ij} - \bar{X}_i)^2 = \sum_i (n_i - 1) s_i^2 = 109.20$$

或　$SS_{组内} = SS_{总} - SS_{组间} = 495.36 - 386.16 = 109.20$

自由度：

$$\nu_{总} = N - 1 = 38$$

$$\nu_{组间} = k - 1 = 3 - 1 = 2$$

$$\nu_{组内} = N - k = 39 - 3 = 36$$

得：$MS_{组间} = SS_{组间} / \nu_{组间} = 193.08$

　　　$MS_{组内} = SS_{组内} / \nu_{组内} = 3.03$

则：

$$F = \frac{MS_{组间}}{MS_{组内}} = \frac{193.08}{3.03} = 63.66$$

将上述结果列成方差分析表，见表 5.2。

表 5.2　例 5.1 资料的方差分析表

变异来源	SS	ν	MS	F	P
总	495.36	38			
组间（处理）	386.16	2	193.08	63.66	<0.01
组内（误差）	109.20	36	3.03		

3）确定 P 值，作出推断结论。

按 $\nu_1=2$，$\nu_2=36$，查附表 3 F 界值表得 $F_{0.01(2,36)}=5.25$，$F>F_{0.01(2,36)}$，则 $P<0.01$，故按 $\alpha=0.05$ 水准，拒绝 H_0，接受 H_1，差别有统计学意义。

结论：单因素方差分析（one-way ANOVA）表明，正常人、胃黏膜增生和胃癌患者的胃黏膜细胞中平均 DNA 含量不相等或不全相等（$F=63.66$，$P<0.0001$）。

5.3　随机区组设计的方差分析

随机区组设计（randomized block design）又称配伍组设计，是配对设计的扩展，参见 9.5.3 节。

在医学研究中，为了评价四种不同蛋白质饲料的营养价值，可以选择若干只同性别的大鼠，分成 4 组，各组喂以不同的饲料，喂养一定时期后，观察体重的增加量（g）。但是大鼠的窝别往往对结果有一定的影响。为了消除动物的遗传因素对体重增加量的影响，常常需要将窝别因素也考虑进去：选若干窝别，每个窝别选 4 只同性别大鼠，并随机分配到 4 个不同的饲料组。该试验中有两个因素，第一个因素是饲料，有 4 个水平（4 种不同的饲料）；第二个因素是窝别，这种因素称作区组（block）因素。类似的研究还有：将一个人的血清分为 3 份，每份用不同的方法测定其血糖含量；同一患者，在治疗前、治疗中、治疗后不同时期分别测量某个观察指标等。

【例 5.3】　某医师为研究脾切除手术过程中门静脉压力（kPa）的变化，分别于切脾后、贲门周围断流后、胃底断流后三个不同时期测得门静脉压力，数据见表 5.3。试做分析。

记 X_{ij} 表示第 i 个处理组（时期）第 j 个区组（病例）的样本观察值，$\bar{X}_{i.}$ 表示第 i 个处理组的均数（$\bar{X}_{i.}=\dfrac{1}{b}\sum_j X_{ij}$），$\bar{X}_{.j}$ 表示第 j 个区组的均数（$\bar{X}_{.j}=\dfrac{1}{k}\sum_i X_{ij}$），$\bar{X}$ 表示总均数（$\bar{X}=\dfrac{1}{bk}\sum_i\sum_j X_{ij}$）。

表 5.3　脾切除手术中不同时期的门静脉压力（单位：kPa）

病例号	门静脉压力			$\sum\limits_{i} X_{ij}$
	切脾后	贲门周围断流后	胃底断流后	
1	3.92	3.53	3.53	10.98
2	1.86	1.67	1.77	5.30
3	3.92	3.92	4.21	12.05
4	5.29	5.49	5.68	16.46
5	3.53	3.24	3.92	10.69
6	3.92	3.92	4.31	12.15
7	3.53	4.21	4.31	12.05
8	3.53	3.92	4.21	11.66
9	3.14	3.14	3.24	9.52
10	3.53	3.63	3.73	10.89
11	3.33	3.53	3.24	10.10
12	4.02	3.53	3.82	11.37
13	3.04	3.24	3.33	9.61
$\sum\limits_{j} X_{ij}$	46.56	46.97	49.30	$\sum\limits_{i}\sum\limits_{j} X_{ij}=142.83$
$\bar{X}_{i.}$	3.582	3.613	3.792	$\bar{X}=3.662$
$\sum\limits_{j} X_{ij}^2$	173.737	178.167	196.412	$\sum\limits_{i}\sum\limits_{j} X_{ij}^2=548.316$

该资料中有两个因素：一个是处理因素（手术不同时期），有 3 个水平；另一个是区组因素（病例），有 13 个水平。因此，总变异可以分解为处理因素的变异、区组间的变异，以及误差。即：

$$SS_{总}=SS_{处理}+SS_{区组}+SS_{误差} \tag{5.7}$$

其中，处理平方和 $SS_{处理}=\sum\limits_{i}\sum\limits_{j}(\bar{X}_{i.}-\bar{X})^2$ 反映三个不同时期间的差别；

区组平方和 $SS_{区组}=\sum\limits_{i}\sum\limits_{j}(\bar{X}_{.j}-\bar{X})^2$ 反映病例间的差别；

误差平方和 $SS_{误差}=\sum\limits_{i}\sum\limits_{j}(X_{ij}-\bar{X}_{i.}-\bar{X}_{.j}+\bar{X})^2$ 反映随机误差。

自由度：$\nu_{总}=kb-1$，$\nu_{处理}=k-1$，$\nu_{区组}=b-1$，$\nu_{误差}=(k-1)(b-1)$。且：

$$\nu_{总}=\nu_{处理}+\nu_{区组}+\nu_{误差} \tag{5.8}$$

1) 建立假设和确定检验水准。

处理组间：

H_0：三个时期的门静脉压力相等，即 $\mu_1 = \mu_2 = \mu_3$；

H_1：三个时期的门静脉压力不相等或不完全相等。

区组间：

H_0：不同病例间门静脉压力相等；

H_1：不同病例间门静脉压力不相等或不完全相等。

均取 $\alpha = 0.05$。

2) 计算检验统计量。

先计算 C 值：$C = \left(\sum X\right)^2 / N = 523.087$

总平方和：$SS_{总} = \sum_i \sum_j (X_{ij} - \bar{X})^2 = \sum_i \sum_j X_{ij}^2 - C$
$$= 548.316 - 523.087 = 25.229$$

处理平方和：$SS_{处理} = \dfrac{1}{b} \sum_i \left(\sum_j X_{ij}\right)^2 - C = 0.336$

区组平方和：$SS_{区组} = \dfrac{1}{k} \sum_j \left(\sum_i X_{ij}\right)^2 - C = 23.814$

误差平方和：$SS_{误差} = SS_{总} - SS_{处理} - SS_{区组} = 1.079$

将上述结果列成表 5.4，分别计算 $MS_{处理}$ 和 $MS_{区组}$，并分别对处理因素和区组因素的效应进行检验。

表 5.4　例 5.3 资料的方差分析表

变异来源	SS	ν	MS	F	P
总	25.229	38			
处理	0.336	2	0.168	3.74	$0.01 < P < 0.05$
区组	23.814	12	1.985	44.13	$P < 0.01$
误差	1.079	24	0.045		

3) 查表确定 P 值和作出推断结论。

查附表 3 的 F 界值表得：

$F_{0.05,(2,24)} = 3.40$，　$F_{0.05,(12,24)} = 2.18$

$F_{0.01,(2,24)} = 5.61$，　$F_{0.01,(12,24)} = 3.03$

对处理因素的检验结果：$0.01 < P < 0.05$，按 $\alpha = 0.05$ 水准，拒绝 H_0，接受 H_1，差别有统计学意义。对区组因素进行检验结果：$P < 0.01$，按 $\alpha = 0.05$ 水准，

拒绝 H_0，接受 H_1，差别有统计学意义，即不同病人的门静脉压力不同，个体间存在差异。

结论：两因素方差分析（two-way ANOVA）结果表明，脾切除手术过程中门静脉压力（kPa）于切脾后、贲门周围断流后、胃底断流后三个不同时期门静脉压力不同（$F=3.74, P=0.0387$）。

5.4　多个样本均数间的两两比较

在方差分析结果显示各处理组差异有统计学意义后，需要进一步分析是哪几组之间存在差异。此时需要进行多重比较（multiple comparisons），并根据不同的研究目的采用不同的方法。

5.4.1　多个样本均数间每两个均数的比较

若方差分析结果显示各处理组间差异有统计学意义，需要进行所有组间的两两比较，可用 q 检验（又称 Student-Newman-Keuls 法，简称 SNK 法），适用于探索性研究。q 检验统计量为：

$$q = \frac{\bar{X}_A - \bar{X}_B}{s_{\bar{X}_A - \bar{X}_B}} = \frac{\bar{X}_A - \bar{X}_B}{\sqrt{\frac{MS_{误差}}{2}\left(\frac{1}{n_A} + \frac{1}{n_B}\right)}} \tag{5.9}$$

按自由度 $\nu = \nu_{误差}$ 和组数 a 查附表 5 的 q 界值表。其中，a 是指将方差分析中的几组样本均数按从小到大顺序排列后要比较的 A、B 两组所包含的组数（包含 A、B 两组本身）。

【例 5.4】　对例 5.1 资料做两两比较。

H_0：任两对比组人群的胃黏膜细胞中 DNA 含量的总体均数相等，即

$$\mu_A = \mu_B;$$

H_1：$\mu_A \neq \mu_B$。

$\alpha = 0.05$。

将 3 组样本均数从小到大（或从大到小）顺序排列，并编上组次。

组次	1	2	3
均数	12.221	14.725	19.692
组别	正常人	胃黏膜增生	胃癌

列出两两比较表如表 5.5。

表 5.5　三组均数比较的 q 检验

对比组 A 与 B	两均数之差	组数 a	q 值	q 界值		P
				$P = 0.05$	$P = 0.01$	
1 与 2	2.504	2	5.171	2.86	3.82	<0.01
2 与 3	4.967	2	10.080	2.86	3.82	<0.01
1 与 3	7.471	3	15.759	3.44	4.37	<0.01

从 P 值一栏中可知,三组均数间差异均有统计学意义。结合例 5.2 的结果, 可以得到如下结论:

方差分析(ANOVA)及 SNK 两两比较结果表明,正常人、胃黏膜增生患者和胃癌患者的胃黏膜细胞中平均 DNA 含量不等($F = 63.66, P < 0.0001$),胃黏膜增生患者和胃癌患者的胃黏膜细胞中平均 DNA 含量均高于正常人(P 值均小于 0.01),且胃癌患者的胃黏膜细胞中平均 DNA 含量高于胃黏膜增生患者($P < 0.01$)。

5.4.2　多个实验组与一个对照组均数间的两两比较

实际工作中有时并不需要将所有组均数都一一做比较,而只需将几个实验组与对照组做比较。可用最小显著差数法(least significant difference,LSD)和 Dunnett 检验法(1955)。

1) 最小显著差数法(LSD)

适用于某一对或几对专业上有特殊价值的均数间的比较。检验统计量为:

$$LSD - t = \frac{\bar{X}_A - \bar{X}_B}{s_{\bar{X}_A - \bar{X}_B}} = \frac{\bar{X}_A - \bar{X}_B}{\sqrt{MS_{误差}\left(\frac{1}{n_A} + \frac{1}{n_B}\right)}}, \quad \nu = \nu_{误差} \tag{5.10}$$

按自由度 $\nu_{误差}$ 查附表 2 的 t 界值表。

与两样本均数比较的 t 检验公式(4.15)对比,不难发现,公式(4.15)中是用所比较两组的合并方差 s_c^2 来计算差值的标准误 $s_{\bar{X}_1 - \bar{X}_2}$,自由度为 $n_1 + n_2 - 2$;而这里是用方差分析中的误差均方 $MS_{误差}$ 来计算差值的标准误 $s_{\bar{X}_A - \bar{X}_B}$,自由度为误差自由度 $\nu_{误差}$。

【例 5.5】　对例 5.3 中其他两组与"切脾后"组比较。

① 切脾后与贲门周围断流后的比较

$H_0: \mu_1 = \mu_2; H_1: \mu_1 \neq \mu_2$。

$\alpha = 0.05$。

$$LSD - t = \frac{3.613 - 3.582}{\sqrt{0.045\left(\frac{1}{13} + \frac{1}{13}\right)}} = 0.373, \quad \nu = 24$$

查附表 2 的 t 界值表得 $P>0.50$，故不拒绝 H_0，差别无统计学意义，尚不能认为切脾后与贲门周围断流后的门静脉压力有差别。

② 切脾后与胃底断流后的比较

$H_0: \mu_1 = \mu_3$；$H_1: \mu_1 \neq \mu_3$。

$\alpha = 0.05$。

$$LSD-t = \frac{3.792 - 3.582}{\sqrt{0.045\left(\dfrac{1}{13} + \dfrac{1}{13}\right)}} = 2.524, \quad \nu = 24$$

查附表 2 的 t 界值表得 $0.01 < P < 0.02$，故按 $\alpha = 0.05$ 水准，拒绝 H_0，接受 H_1，差别有统计学意义。

结合例 5.3 的结果，可得结论：方差分析（ANOVA）及 LSD 法两两比较结果表明，脾切除手术过程中门静脉压力（kPa）于切脾后与胃底断流后门静脉压力不同（$LSD-t = 2.52, P = 0.0186$），而切脾后与贲门周围断流后的门静脉压力差别无统计学意义（$LSD-t = 0.37, P = 0.7117$）。

2）Dunnett 检验法

用于 $k-1$ 个实验组与一个对照组比较。检验统计量：

$$q' = \frac{\bar{X}_A - \bar{X}_C}{s_{\bar{X}_A - \bar{X}_C}} = \frac{\bar{X}_A - \bar{X}_C}{\sqrt{MS_{误差}\left(\dfrac{1}{n_A} + \dfrac{1}{n_C}\right)}}, \quad \nu = \nu_{误差} \tag{5.11}$$

按自由度 $\nu_{误差}$ 和组数 a 查附表 6 的 q' 界值表（Dunnett 法）。Dunnett 法的 q' 检验统计量与 LSD 法的检验统计量 $LSD-t$ 大小相等，所不同的是两者确定 P 值所查的界值表不一样。

除了以上介绍的几种两两比较的方法以外，还有 Duncan 法、Scheffe 法等。

5.5　方差分析的应用条件

5.5.1　方差分析的应用条件

对数值变量资料做方差分析时，应满足条件：

1）各组样本是相互独立的随机样本（独立性）；

2）各样本来自正态总体（正态性）；

3）各组总体方差相等（方差齐性）。

显然，方差分析对原始数据的要求与 t 检验一样。

5.5.2　方差分析与 t 检验、q 检验、LSD$-t$、q' 检验的关系

方差分析用于多组均数的比较,自然也能用于两组均数的比较。此时,方差分析、t 检验、q 检验、q' 检验、LSD$-t$ 所得结果是等价的。

当比较的组数大于 2 组时,不能用多个 t 检验代替方差分析。

两两比较是方差分析的继续和补充。但方差分析的结果与 q 检验或 q' 检验并不完全衔接,即当方差分析结论是各组均数不同或不完全相同时,q 检验或 q' 检验有可能不能发现哪两组间有差异。同样,当方差分析结论是各组均数差异无统计学意义时,q 检验或 q' 检验有可能发现某两组间有差异。这类矛盾常出现在 P 值接近 0.05 时。出现这类结果时,对结论的解释需小心。从逻辑上讲,只有当方差分析拒绝 H_0 时,才有必要进行两两比较。

5.5.3　多个方差的齐性检验

方差分析中要求各总体的方差相等,所以在作方差分析前,应作多个方差的齐性检验。通常用 Bartlett 法。

$H_0: \sigma_1^2 = \sigma_2^2 = \cdots = \sigma_k^2$;

$H_1: \sigma_1^2, \sigma_2^2, \cdots, \sigma_k^2$ 不等或不全相等。

检验统计量为:

$$\chi^2 = \frac{\sum_{i=1}^{k} (n_i - 1) \ln \dfrac{s_c^2}{s_i^2}}{1 + \dfrac{1}{3(k-1)} \left[\left(\sum_{i=1}^{k} \dfrac{1}{n_i - 1} \right) - \dfrac{1}{N-k} \right]}, \quad \nu = k-1 \tag{5.12}$$

其中,s_i^2 为各组样本方差,s_c^2 为合并方差,$s_c^2 = \sum s_i^2 (n_i - 1)/(N-k)$,是各组样本方差的加权平均,$n_i$ 为各组样本例数,k 为组数,$N = \sum n_i$。

其基本思想是:假设各总体方差相等,均等于合并方差(各组方差的加权平均),则各 s_i^2 与 s_c^2 相差不会很大,出现大的 χ^2 值的概率 P 小。若 $P \leqslant \alpha$,拒绝方差相等的假设。按 χ^2 分布计算 P 值。

两个方差做齐性检验时,Bartlett 法与 4.6 节中的 F 检验结果等价。

【例 5.6】　检验例 5.1 三组数据的总体方差是否相等。

$H_0: \sigma_1^2 = \sigma_2^2 = \sigma_3^2$;

$H_1: \sigma_1^2, \sigma_2^2, \sigma_3^2$ 不等或不全相等。

$\alpha = 0.10$。

已知 $s_1^2 = 1.90$,$s_2^2 = 2.28$,$s_3^2 = 4.96$,$s_c^2 = 3.04$,$n_1 = 14$,$n_2 = 12$,$n_3 = 13$

则：

$$\chi^2 = \frac{\sum_{i=1}^{k}(n_i-1)\ln\frac{s_c^2}{s_i^2}}{1+\frac{1}{3(k-1)}\left[\left(\sum_{i=1}^{k}\frac{1}{n_i-1}\right)-\frac{1}{N-k}\right]}$$

$$= \frac{(14-1)\cdot\ln\frac{3.04}{1.90}+(12-1)\cdot\ln\frac{3.04}{2.28}+(13-1)\cdot\ln\frac{3.04}{4.96}}{1+\frac{1}{3(3-1)}\left[\frac{1}{14-1}+\frac{1}{12-1}+\frac{1}{13-1}-\frac{1}{39-3}\right]} = 3.28$$

自由度 $\nu=2$，查附表 8 的 χ^2 界值表得 $0.10<P<0.25$，故不拒绝 H_0，差别无统计学意义。

结论：Bartlett 法分析表明，三组数据的总体方差相等（$\chi^2=3.28$，$P=0.1940$）。

方差齐性检验时，主要控制 II 型错误，所以，通常检验水准定得大一些，如 $\alpha=0.10$，或 0.20。

方差不齐时不宜直接作方差分析，解决此类问题的方法有：(1)变量变换，使得各组方差达到齐性；(2)非参数检验(参见第 8 章)；(3)近似 F 检验(F'检验)。

5.5.4　变量变换

方差分析和 t 检验要求各组数据方差齐、且各组样本数据来自正态分布。但有时应用条件并不能得到满足，此时可用变量变换(data transformation)。通过变量变换来改变原数据的分布形式，使之满足上述条件，经过变换，虽然分布形式已改变，但数据之间的相对关系仍然保留，可以用变换后的数据做统计分析。

1) 平方根变换(square root transformation)：$y=\sqrt{X}$

适用于各组方差与其均数之间有某种比例关系的资料，尤其适用于总体呈 Poisson 分布的资料，如放射性物质在单位时间内的放射次数等表现为稀有现象的计数资料(counting data)。

当原始数据中有 0 或较小值时，也可用 $y=\sqrt{X+k}$。

2) 对数变换(logarithmic transformation)：$y=\lg X$

适用于各组标准差与其均数之间有某种比例关系的资料，尤其是关于变化率的资料和一些成倍变化需用几何均数表示其平均水平的资料。

当数据中有 0 或较小值时，也可用 $y=\lg(X+k)$。

3) 倒数变换(reciprocal transformation)：$y=1/X$

适用于各组标准差与其均数的平方成比例关系的资料，它可以使数据两端波动较大时的影响减小。

4）平方根反正弦变换（arcsine of square root transformation）：$y = \arcsin(\sqrt{X})$ $= \sin^{-1}\sqrt{X}$

适用于服从二项分布的率（百分数）为观察值的资料，如中性、淋巴细胞分类百分比（％）、淋巴细胞转换率（％）、畸变细胞出现率等。一般认为，当总体率较小（如 $<30\%$）或较大（如 $>70\%$）时，偏离正态较明显，此时宜作平方根反正弦变换，使资料接近正态分布，从而满足方差分析的条件。

在变量变换时，变换的函数形式也不是绝对的，也没有一个非常有效的万能模式去套用，只有在实践中不断地摸索。

复习思考题

1. 方差分析的基本步骤有哪些？

2. 两样本均数比较的 t 检验与完全随机设计多个样本均数比较的方差分析之间的关系如何？配对设计的 t 检验与随机区组设计的方差分析之间的关系如何？

3. 实验分为 4 个组，每组例数分别为 $n_1 = 5, n_2 = 8, n_3 = 4$ 及 $n_4 = 8$。已计算出 F 统计量，$F = 4.77$，如何评价这项实验结果？

4. 某医师为研究烹饪油烟对大鼠血清 SOD（超氧化物歧化酶）活性的影响，选取 SD 健康大鼠 40 只，按完全随机化的方式分为四组，每组 10 只，雌雄各半，分别为高剂量组、中剂量组、低剂量组和对照组（花生油）。实验结果见表 5.6。试比较四组大鼠的血清 SOD（NU/ml）活性是否相同？

表 5.6　烹饪油烟对大鼠血清 SOD 活性的影响

高剂量组	207.4	212.6	223.2	201.8	198.7	204.6	201.0	197.4	212.3	200.7
中剂量组	213.6	215.7	209.8	197.6	215.3	219.6	230.1	210.0	213.2	219.7
低剂量组	224.1	238.7	221.1	205.7	216.3	225.3	219.0	218.4	229.0	230.0
对照组	226.5	220.4	227.3	228.2	235.7	238.6	230.1	250.3	209.9	230.0

5. 有三种降糖药：A、B、C，30 名糖尿病患者随机地分为 3 个组，每组 10 人，分别服用 3 种降糖药，一个疗程后测得空腹血糖的下降值（mmol/L）如表 5.7。试分析三种降糖药的降糖效果。

表 5.7　三组病人用药后空腹血糖的下降值

A 组	1.21	1.25	1.18	0.98	0.77	0.64	1.35	1.24	1.12	1.30
B 组	0.89	0.97	1.03	1.11	1.20	1.30	1.12	0.87	0.57	0.60
C 组	1.11	0.72	0.68	0.79	0.64	0.99	1.03	1.12	1.20	0.88

6. 三种不同的避孕药 A、B 和 C 在体内的半衰期，采用区组随机设计。每一区组用同一窝的雌性大白鼠 3 只随机分配到 A、B、C 三组。经给药后测定该药在血液中的半衰期(小时)。结果如表 5.8。试对实验结果进行分析。

表 5.8 三种不同的避孕药在血液中的半衰期

组别	窝别				
	1	2	3	4	5
A 药	1.16	2.11	1.82	1.41	0.51
B 药	1.30	3.28	4.98	2.58	0.59
C 药	3.36	5.28	4.81	2.04	5.05

7. 试对习题 5 的三组数据作方差齐性检验。

8. 为观察冬贮白菜中的维生素 C 随时间的变化情况,测得不同时间冬贮白菜中的维生素 C 含量(ppm),经随机抽样得:

新鲜菜: $n_1 = 10$, $\bar{X}_1 = 250.6$, $s_1 = 24.1$;

冬贮 1 个月的菜: $n_2 = 11$, $\bar{X}_2 = 148.7$, $s_2 = 23.7$;

冬贮 3 个月的菜: $n_3 = 9$, $\bar{X}_3 = 114.3$, $s_3 = 18.2$。

试比较这三种不同时间的冬贮白菜中的维生素 C 含量(ppm)有无差别。

第6章 分类资料的统计推断

本章介绍无序分类资料的统计推断,包括率的区间估计、率的假设检验、构成比的假设检验。

6.1 率 的 区 间 估 计

6.1.1 率的抽样误差及标准误

与均数一样,在同一总体中随机抽取部分观察单位计算样本率,则样本率与总体率之间也存在抽样误差。率的抽样误差用率的标准误 σ_p 表示:

$$\sigma_p = \sqrt{\frac{\pi(1-\pi)}{n}} \tag{6.1}$$

当 π 未知时,常以样本率 p 来估计之,则公式(6.1)表示为:

$$s_p = \sqrt{\frac{p(1-p)}{n}} \tag{6.2}$$

但率呈偏态分布,当总体率 $\pi < 0.5$ 时为正偏态,当 $\pi > 0.5$ 时为负偏态,当 $\pi = 0.5$ 时为对称分布。只有当 n 较大、率 π 和 $(1-\pi)$ 都不太小时,例如 $n\pi$ 和 $n(1-\pi)$ 均大于5时,率的抽样分布近似服从正态分布。

6.1.2 总体率 π 的区间估计

根据样本量 n 和样本率的大小,总体率的可信区间的估计可以用精确概率法或正态近似法估计。

1) 精确概率法。当样本量较小(如 $n \leqslant 50$)时,特别是 p 接近0或1时,应根据二项分布的原理确定总体率的可信区间,但由于其计算烦琐,统计学家已编制出统计工具表供查阅(见附表7)。从附表7可以直接查出百分率的可信区间。

【例6.1】 有人在某监狱调查29名非吸毒服刑妇女,有1名 HIV(人免疫缺陷病毒)阳性,试问 HIV 阳性率的95%可信区间是多少?

本例 $n = 29, X = 1$,查附表7得0.1~17.8。

结论：用精确概率法估计该 HIV 阳性率的 95％可信区间为：0.1％～17.8％。

注意：附表 7 中 X 值只列出了 $X \leqslant n/2$ 部分，当 $X > n/2$ 时，可用 $(n-X)$ 查表，再用 100 减去查得的数值，即得所求可信区间。

2) 正态近似法。当样本例数 n 足够大（如 $n > 50$），且样本率 p 和 $(1-p)$ 都不太小时，即 np 和 $n(1-p)$ 均大于 5 时，样本率 p 的抽样分布近似服从正态分布，故可按式(6.3)估计总体率 π 的可信区间：

$$(p - u_a s_p , p + u_a s_p) \tag{6.3}$$

式中，u_a 为标准正态分布界值。

【例 6.2】 从某地人群中随机抽取 144 人，检查乙型肝炎表面抗原携带状况，阳性率为 9.03％，求该地人群的乙型肝炎表面抗原阳性率的 95％可信区间。

本例 $n=144$，$p=9.03\%$，可用近似正态法计算可信区间。

先按式(6.2)计算 s_p：

$$s_p = \sqrt{0.0903(1-0.0903)/144} = 0.0239 = 2.39\%$$

95％可信限为：$9.03\% \pm 1.96 \times 2.39\% = 4.35\% \sim 13.71\%$

结论：正态近似法表明，该地人群的乙型肝炎表面抗原阳性率的 95％可信区间为：4.35％～13.71％。

6.1.3 两总体率之差 $\pi_1 - \pi_2$ 的区间估计

当样本量 n_1、n_2 足够大，两样本率之差的可信区间可用正态近似法构造。设 $p_1 = r_1/n_1$，$p_2 = r_2/n_2$ 是两个样本率，$p_1 - p_2$ 是它们的差。如果 $n_1 p_1$，$n_1(1-p_1)$，$n_2 p_2$，$n_2(1-p_2)$ 均大于 5，则总体率之差的可信区间可用下式近似估计：

$$((p_1 - p_2) - u_a s_{p_1 - p_2}, (p_1 - p_2) + u_a s_{p_1 - p_2}) \tag{6.4}$$

其中，$s_{p_1 - p_2}$ 为率差的标准误：

$$s_{p_1 - p_2} = \sqrt{\frac{p_1(1-p_1)}{n_1} + \frac{p_2(1-p_2)}{n_2}} \tag{6.5}$$

6.2　样本率与总体率的比较

样本率与总体率比较的目的是推断该样本所代表的未知总体率 π 与已知的总体率 π_0 是否相等。即 $H_0: \pi = \pi_0$；$H_1: \pi \neq \pi_0$（或 $\pi > \pi_0$，或 $\pi < \pi_0$）。

6.2.1 正态近似法

当 n 较大，且 p 与 $1-p$ 均不太小（即 $np > 5$ 且 $n(1-p) > 5$）时，率近似服从

正态分布。

检验统计量为：

$$u = \frac{|p - \pi_0|}{\sqrt{\pi_0(1 - \pi_0)/n}}$$ (6.6)

【例 6.3】　根据以往经验，一般胃溃疡病患者有 20% 发生胃出血症状，现某医院观察 65 岁以上溃疡病人 304 例，有 31.6% 发生胃出血症状。问老年胃溃疡病患者是否较一般患者容易出血？

H_0：老年胃溃疡病患者胃出血率 $\pi = \pi_0 = 0.2$；

H_1：老年胃溃疡病患者胃出血率 $\pi > \pi_0 = 0.2$。

单侧检验 $\alpha = 0.05$。

$$u = \frac{0.316 - 0.2}{\sqrt{0.2(1 - 0.2)/304}} = 5.06$$

查附表 2，$u_{0.001,单侧} = 3.09$，$u > u_{0.001,单侧}$，得 $P < 0.001$，按 $\alpha = 0.05$ 的水准，拒绝 H_0，接受 H_1，差别有统计学意义。

结论：正态近似检验表明，老年胃溃疡患者较一般胃溃疡患者容易出血（$u = 5.06$，$P < 0.0001$）。

6.2.2　直接计算概率法

在不满足正态近似条件时，可以利用二项分布的原理，直接求出概率。

【例 6.4】　据以往经验，新生儿染色体异常率一般为 1%，某医院观察了当地 400 名新生儿，只有 1 例异常，问该地新生儿染色体异常率是否低于一般？

H_0：该地新生儿染色体异常率与一般相同，即异常率 $\pi = \pi_0 = 0.01$；

H_1：该地新生儿染色体异常率低于一般，$\pi < 0.01$。

单侧检验 $\alpha = 0.05$。

$$\begin{aligned}
P(X \leqslant 1) &= P(X = 0) + P(X = 1) \\
&= C_{400}^0 \pi_0^0 (1 - \pi_0)^{400} + C_{400}^1 \pi_0^1 (1 - \pi_0)^{399} \\
&= 0.99^{400} + 400 \times 0.01 \times 0.99^{399} = 0.0905
\end{aligned}$$

得 $P > 0.05$，所以按 $\alpha = 0.05$ 的水准，不拒绝 H_0，差别无统计学意义。

结论：精确概率法检验结果表明，根据现有资料尚不能认为该地新生儿染色体异常率低于一般（$P = 0.0905$）。

6.3　两样本率的比较

6.3.1　两样本率比较的 u 检验

两样本率比较的目的是推断两样本率所代表的总体率是否相等，即 $H_0:\pi_1=\pi_2$；$H_1:\pi_1\neq\pi_2$（或 $\pi_1>\pi_2$，或 $\pi_1<\pi_2$）。两样本率的比较，当 p_1、p_2、$(1-p_1)$、$(1-p_2)$ 均不太小且 $n_1 p_1$、$n_2 p_2$、$n_1(1-p_1)$、$n_2(1-p_2)$ 均大于 5 时，可采用 u 检验。

检验统计量为：

$$u=\frac{|p_1-p_2|}{\sqrt{p_c(1-p_c)\left(\dfrac{1}{n_1}+\dfrac{1}{n_2}\right)}} \tag{6.7}$$

式中，p_1、p_2 分别为两样本率；p_c 为合并率：$p_c=(X_1+X_2)/(n_1+n_2)$。

【例 6.5】　某医师在用蛙王露口服液治疗贫血的临床试验中，将 109 名受试者随机分为两组，一组为试验组，接受蛙王露口服液的治疗，结果为有效 43 人，无效 10 人；另一组为对照组，接受复方阿胶浆的治疗，结果为有效 40 人，无效 16 人，问两组有效率有无差别？

H_0：两组总体有效率相同，即 $\pi_1=\pi_2$；

H_1：两组总体有效率不同，即 $\pi_1\neq\pi_2$。

$\alpha=0.05$。

$p_1=43/53=0.8113$，$p_2=40/56=0.7143$，$p_c=(43+40)/(53+56)=0.7615$

$$u=\frac{|0.8113-0.7143|}{\sqrt{0.7615(1-0.7615)\left(\dfrac{1}{53}+\dfrac{1}{56}\right)}}=1.188$$

查附表 2 得 $u_{0.05}=1.96$，$P>0.05$，按 $\alpha=0.05$ 的水准，不拒绝 H_0，差别无统计学意义。

结论：近似正态检验结果表明，根据现有资料尚不能认为两组的有效率有差别（$u=1.19$，$P=0.2348$）。

6.3.2　两样本率比较的 χ^2 检验

前面我们介绍了两样本率比较的 u 检验，用以推断两总体率是否相等。本节介绍 χ^2 检验（chi-square test），主要用于率（或构成比）的比较。

在例 6.5 中，观察结果也可表述为表 6.1 的形式。

表 6.1 两药治疗贫血有效率的比较

组别	有效人数	无效人数	合计	有效率(%)
试验组	43(a)	10(b)	53($a+b$)	81.13
对照组	40(c)	16(d)	56($c+d$)	71.43
合计	83($a+c$)	26($b+d$)	109($n=a+b+c+d$)	76.15

表 6.1 中,43、10、40、16 是整个表的基本数据,合计数与有效率都是从这四个基本数据推算出来的,这种资料称为四格表(fourfold table)资料。

两个率比较的检验假设同例 6.5。如果 H_0 成立,即试验组和对照组的有效率相同,则可以用两组合计的有效率 83/109=76.15% 作为总体有效率的点估计,在此有效率下,试验组观察了 53 例病人,则理论上应有 $T_{11}=53×76.15\%=40.36$ 例有效,而有 $T_{12}=53×(1-76.15\%)=12.64$ 例无效;同理,对照组应有 $T_{21}=56×76.15\%=42.64$ 例有效,$T_{22}=56×(1-76.15\%)=13.36$ 例无效。理论频数 T 的计算可用公式(6.8):

$$T_{RC}=\frac{n_R n_C}{n}\tag{6.8}$$

其中,n_R 为相应行的合计,n_C 为相应列的合计,n 为四个格子的总例数。

1) χ^2 检验的基本思想

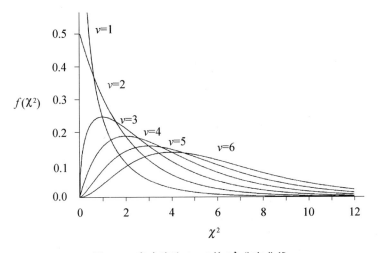

图 6.1 自由度为 1～6 的 χ^2 分布曲线

如果 H_0 成立,则实际频数应与相应的理论频数比较接近。用 χ^2 统计量来表示实际频数与理论频数的差别:

$$\chi^2=\sum_i\frac{(A_i-T_i)^2}{T_i}\tag{6.9}$$

这里，χ^2 值服从 χ^2 分布，如图 6.1，显见，不同自由度时的 χ^2 分布不同，相应的界值可查附表 8 χ^2 分布界值表。对于四格表资料来说，自由度为 1，$\alpha = 0.05$ 时，相应的界值为 3.84。

在 H_0 成立的条件下，由式 (6.9) 计算的 χ^2 检验统计量不应太大，如果实际频数与理论频数相差较大，χ^2 检验统计量超出了界值，则拒绝 H_0。

【例 6.5】（续）

① 建立假设和确定检验水准。

H_0：两组总体有效率相同，即 $\pi_1 = \pi_2$；

H_1：两组总体有效率不同，即 $\pi_1 \neq \pi_2$。

$\alpha = 0.05$。

② 计算检验统计量。

理论频数：$T_{11} = 53 \times 83/109 = 40.36$，　$T_{12} = 53 \times 26/109 = 12.64$

　　　　　$T_{21} = 56 \times 83/109 = 42.64$，　$T_{22} = 56 \times 26/109 = 13.36$

结果见表 6.2。

表 6.2　表 6.1 资料理论频数的计算

组别	有效	无效	合计
试验组	40.36	12.64	53
对照组	42.64	13.36	56
合计	83	26	109

$$\chi^2 = \sum_i \frac{(A_i - T_i)^2}{T_i}$$
$$= \frac{(43 - 40.36)^2}{40.36} + \frac{(10 - 12.64)^2}{12.64} + \frac{(40 - 42.64)^2}{42.64} + \frac{(16 - 13.36)^2}{13.36} = 1.41$$

自由度 $\nu = 1$。

③ 确定 P 值。

按 $\nu = 1$ 查附表 8 的 χ^2 界值表得 $0.10 < P < 0.25$。

④ 统计推断。

按 $\alpha = 0.05$ 水准，不拒绝 H_0，差别无统计学意义。

结论：χ^2 检验 (chi-square test) 结果表明，根据现有资料尚不能认为两组总体有效率不相同（$\chi^2 = 1.41$，$P = 0.2351$）。

2）专用公式

以上计算 χ^2 统计量的公式对任意行×列表都适合，为通用公式，而对于四格表资料，χ^2 检验公式可以化简为：

$$\chi^2 = \frac{(ad-bc)^2 n}{(a+b)(c+d)(a+c)(b+d)} \tag{6.10}$$

【例 6.5】 （续）

$$\chi^2 = \frac{109 \times (43 \times 16 - 40 \times 10)^2}{53 \times 56 \times 83 \times 26} = 1.41$$

与通用公式计算结果相同。

3) 四格表 χ^2 值的校正

① 由于 χ^2 界值表是由一个连续型分布 χ^2 分布计算出来的,但四格表中的数据属分类资料,是离散的,由此计算出来的 χ^2 值也是离散的。对四格表资料例数较少时,需要做连续性校正(correction for continuity),否则所求 χ^2 值偏大,所得概率 P 值偏小。

② 不同情况下两样本率比较的方法

a. $n > 40$,且 $T > 5$ 时,用未校正的 χ^2 检验公式(6.9)或公式(6.10)。

b. $n > 40$,且任一理论频数 T 有 $1 < T \leqslant 5$ 时,宜用校正 χ^2 检验公式或用 Fisher 精确概率计算法。

c. $n \leqslant 40$ 或 $T \leqslant 1$ 时,宜用 Fisher 精确概率计算法。

③ χ^2 检验校正公式

对通用公式的校正:

$$\chi^2 = \sum_i \frac{(|A_i - T_i| - 0.5)^2}{T_i} \tag{6.11}$$

对四格表专用公式的校正:

$$\chi^2 = \frac{n(|ad-bc| - n/2)^2}{(a+b)(c+d)(a+c)(b+d)} \tag{6.12}$$

【例 6.6】 某矿石粉厂当生产一种矿石粉时,在数天内即有部分工人患职业性皮肤炎,在生产季节开始,随机抽取 15 名车间工人穿上新防护服,其余仍穿旧的防护服,生产进行一个月后,检查两组工人的皮肤炎患病率,结果如表 6.3。问两组工人的皮肤炎患病率有无差别?

表 6.3 穿新旧两种防护服工人的皮肤炎患病率比较

防护服种类	阳性例数	阴性例数	合计	患病率/%
新	1	14	15	6.7
旧	10	18	28	35.7
合计	11	32	43	25.6

H_0:两组工人的皮肤炎患病率相同,即 $\pi_1 = \pi_2$;

H_1:两组工人的皮肤炎患病率不同,即 $\pi_1 \neq \pi_2$。

$\alpha = 0.05$。

求得最小的理论频数 $T_{11} = 15 \times 11/43 = 3.84$，$1 < T_{11} < 5$ 且 $n = 43 > 40$，所以宜用 χ^2 检验的校正公式:

$$\chi^2 = \frac{43 \times (|1 \times 18 - 14 \times 10| - 43/2)^2}{15 \times 28 \times 11 \times 32} = 2.94$$

查附表 8 的 χ^2 界值表得 $0.05 < P < 0.10$，按 $\alpha = 0.05$ 水准,不拒绝 H_0，差别无统计学意义。

结论:χ^2 检验结果表明,根据现有资料尚不能认为穿不同防护服的皮肤炎患病率有差别($\chi^2 = 2.94, P = 0.0864$)。

此例若不校正的话,求得的 $\chi^2 = 4.33$，查附表 8 得 $P < 0.05$，所得统计推断结论截然相反。

4) Fisher 精确概率(Fisher's exact probability)法

【例6.7】 用两种方法治疗黑色素瘤患者病人,结果如表 6.4 所示。问两种疗法治疗黑色素瘤的疗效是否相同?

表 6.4 两种方法治疗黑色素瘤疗效比较

方法	缓解数	未缓解数	合计	缓解率
A	13	1	14	0.929
B	7	3	10	0.700
合计	20	4	24	0.833

H_0:两法缓解率相等,即 $\pi_1 = \pi_2$;

H_1:两法缓解率不等,即 $\pi_1 \neq \pi_2$。

$\alpha = 0.05$。

本例 $n = 24 < 40$，宜用 Fisher 精确概率法。

具体计算方法如下:在原四格表的行和与列和保持不变的条件下,变动四格表中的数字(必须是非负整数),得到各种不同的情况,如表 6.5 所示。

计算每种情况下的 p_1、p_2、$|p_1 - p_2|$ 和 $P_{(i)}$ 值。$P_{(i)}$ 值按下列公式来计算:

$$P_{(i)} = \frac{(a+b)! \ (c+d)! \ (a+c)! \ (b+d)!}{n! \ a! \ b! \ c! \ d!}$$

例如:$P_{(1)} = \dfrac{14! \ 10! \ 20! \ 4!}{24! \ 14! \ 0! \ 6! \ 4!} = 0.0198$

表 6.5　Fisher 精确概率的计算

序号	缓解数	未缓解数	缓解率 p_1 与 p_2	$\mid p_1 - p_2 \mid$	概率 $P_{(i)}$
1	14	0	1.000		
	6	4	0.600	0.400	0.0198
2	13	1	0.929		
	7	3	0.700	0.229	0.1581
3	12	2	0.857		
	8	2	0.800	0.057	
4	11	3	0.786		
	9	1	0.900	0.114	
5	10	4	0.714		
	10	0	1.000	0.286	0.0942

精确概率 P 为 $\mid p_1 - p_2 \mid$ 中大于等于原来四格表中的 $\mid p_1 - p_2 \mid$ 值（＝0.229）的情况下的 $P_{(i)}$ 之和，即：

$$P = P_{(1)} + P_{(2)} + P_{(5)} = 0.0198 + 0.1581 + 0.0942 = 0.2721$$

$P > 0.05$，所以按 $\alpha = 0.05$ 水准，不拒绝 H_0，差别无统计学意义。

结论：Fisher 精确概率法检验表明，根据现有资料尚不能认为两法疗效不等（$P = 0.2721$）。

6.4　多组率或构成比的比较

前面介绍的四格表只有 2 行 2 列，只能对 2 个率作出比较。在医学研究中有时要比较多个率，如：要比较某市城区、城郊接合部和农村三个地区的出生婴儿的致畸率。有时要分析几组多类构成的构成比是否相同，如：以母乳、牛乳、混合三种不同方式喂养的新生儿体重增长的构成是否一致。多组率或构成比比较时，由于行数或列数超出了 2，我们把这样的资料称为行×列表资料。

行×列表的 χ^2 检验统计量：

$$\chi^2 = \sum_i \frac{(A_i - T_i)^2}{T_i} = n\left(\sum \frac{A^2}{n_R n_C} - 1\right) \tag{6.13}$$

$$\nu = (R-1)(C-1)$$

其中，R 表示行数，C 表示列数。

6.4.1　多个率比较

【例 6.8】　某县防疫站观察三种药物驱钩虫的疗效，在服药后 7 天得粪检钩虫卵阴转率(%)如表6.6,问三药疗效是否不同?

表6.6   三种药物的虫卵阴转率的比较

药物	阴转例数	未阴转例数	合计	阴转率/%
复方敌百虫片	28	9	37	75.7
纯敌百虫片	18	20	38	47.4
灭虫灵	10	24	34	29.4
合计	56	53	109	51.4

H_0:三种药物的虫卵阴转率相同,即 $\pi_1 = \pi_2 = \pi_3$;

H_1:三种药物的虫卵阴转率不同,即 π_1、π_2、π_3 不等或不全相等。

$\alpha = 0.05$。

$$\chi^2 = 109 \times \left(\frac{28^2}{37 \times 56} + \frac{9^2}{37 \times 53} + \frac{18^2}{38 \times 56} + \frac{20^2}{38 \times 53} + \frac{10^2}{34 \times 56} + \frac{24^2}{34 \times 53} - 1 \right)$$

$$= 15.556$$

$$\nu = 2$$

查附表8的 χ^2 界值表得 $P < 0.005$。按 $\alpha = 0.05$ 水准,拒绝 H_0,接受 H_1,差别有统计学意义。

结论:χ^2 检验表明,三种药物的虫卵阴转率不同或不全相同($\chi^2 = 15.56$,$P = 0.0004$)。

6.4.2   多个构成比比较

【例6.9】   某医院研究鼻咽癌患者与眼科病人的血型构成情况有无不同,收集到资料如表6.7所示。问两组患者血型构成比有无差别?

表6.7   鼻咽癌患者与眼科病人的血型构成比较

分组	A	B	O	AB	合计
鼻咽癌患者	33	6	56	5	100
眼科病人	54	14	52	5	125
合计	87	20	108	10	225

H_0:两组患者中血型构成比相同;

H_1:两组患者中血型构成比不同。

$\alpha = 0.05$。

$$\chi^2 = 225 \times \left(\frac{33^2}{100 \times 87} + \frac{6^2}{100 \times 20} + \frac{56^2}{100 \times 108} + \frac{5^2}{100 \times 10} + \frac{54^2}{125 \times 87} \right.$$

$$\left. + \frac{14^2}{125 \times 20} + \frac{52^2}{125 \times 108} + \frac{5^2}{125 \times 10} - 1 \right)$$

$$= 5.710$$

自由度 $\nu = 3$，查附表 8 的 χ^2 界值表得 $0.10 < P < 0.25$，所以按 $\alpha = 0.05$ 水准，不拒绝 H_0，差别无统计学意义。

结论：χ^2 检验表明，根据现有资料尚且不能认为两组患者中血型的构成比不相同（$\chi^2 = 5.71, P = 0.1266$）。

6.4.3　行×列表的 χ^2 检验的注意事项

1）行×列表的 χ^2 检验要求理论频数不宜太小，一般不宜有理论频数小于等于 1，且 $1 < T \leqslant 5$ 的格子数不宜超过总格子数的 1/5。

2）如果以上条件不能满足时，不能直接做 χ^2 检验，此时可以采用以下方法：

① 增加样本量，当样本量增加时必然会引起理论频数的变化，此时可能会使得数据满足 χ^2 检验的条件。

② 删去某行或某列，删去理论频数较小的行或列使得资料满足 χ^2 检验的条件，但删去某行或某列往往会减少收集到的数据信息。

③ 合理地合并部分行或列。

④ 用 Fisher 精确概率法计算。

3）多个率或构成比比较的 χ^2 检验，结论为拒绝 H_0 时，仅表示几组之间有差别，并非任两组之间都有差别。若要进一步进行两两比较，可进行行×列表的分割或用区间估计法计算，参见有关书籍。

6.5　配对两分类资料的假设检验

配对两分类资料的 χ^2 检验又称作 McNemar 检验。

【例 6.10】　有 205 份咽喉涂抹标本，把每份标本依同样的条件分别接种于甲、乙两种白喉杆菌培养基上，观察白喉杆菌生长的情况，观察结果如表 6.8。问两种培养基的阳性率有无差别？

表 6.8　两种白喉杆菌培养基培养结果比较

乙种培养法	甲种培养法		合计
	+	−	
+	36	24	60
−	10	135	145
合计	46	159	205

分析：我们现在的目的是比较两法阳性率的差异，如果将两法的阳性率 46/205 与 60/205 用 6.3 节的方法做比较是不正确的，因为 6.3 节公式中的理论频数是在两组样本相互独立假设下推算出来的，而本例中甲法与乙法培养的样本是相同的样本。比较两法阳性率有无差别，要着眼于两法培养结果不一致的部分。即检验 H_0：总体 $B = C$，即甲种培养法培养阳性且乙种培养法培养阴性的例数与甲法培养阴性且乙法培养阳性例数相等，H_1：总体 $B \neq C$。

检验统计量：当 $b+c > 40$ 时用式（6.14）；当 $20 < b+c \leq 40$ 时用式（6.15）。

$$\chi^2 = \frac{(b-c)^2}{b+c}, \quad \nu = 1 \tag{6.14}$$

$$\chi^2 = \frac{(|b-c|-1)^2}{b+c}, \quad \nu = 1 \tag{6.15}$$

当 $b+c \leq 20$ 时，可以利用二项分布的概率公式直接计算概率。

H_0：两种检验方法的阳性率相同，即总体 $B = C$；

H_1：两种检验方法的阳性率不同，即总体 $B \neq C$。

$\alpha = 0.05$。

本例 $b+c = 34$，小于 40 但大于 20，按公式（6.15），得：

$$\chi^2 = \frac{(|24-10|-1)^2}{24+10} = 4.971, \quad \nu = 1$$

查附表 8 的 χ^2 界值表得 $0.01 < P < 0.05$，按 $\alpha = 0.05$ 水准，拒绝 H_0，接受 H_1，差别有统计学意义。

结论：McNemar χ^2 检验表明，乙培养法的阳性率高于甲培养法（$\chi^2 = 4.97, P = 0.0258$）。

复习思考题

1. 已知某药的治愈率为 60%，现欲研究在用此药的同时加用维生素 C 是否有增效的作用,某医生抽取 10 名病人试用此药加用维生素 C,结果 8 人治愈,请做统计分析。

2. 已知某地 40 岁以上成人高血压患病率为 8%,经健康教育数年后,随机抽查 2000 人,查出高血压患者 100 例,患病率为 5%,问经健康教育后,该地高血压患病率是否有降低?

3. 研究不同性别的大学生 HBV 感染对其心理行为的影响,得到结果如表 6.9。试比较男、女不同性别的大学生在心理行为方面的影响是否相同?

表 6.9 不同性别的大学生 HBV 感染对其心理行为的影响

性别	有影响人数	无影响人数
男	250	320
女	246	213

4. 现有 32 例栓塞性脉管炎病人,随机分成新药组和对照组,治疗结果如表 6.10。试问两组治愈率是否有差别?

表 6.10 栓塞性脉管炎两种治疗方法的结果

组别	治愈人数	未愈人数	合计
新药组	12	5	17
对照组	7	8	15
合计	19	13	32

5. 在探讨丽思宁膏剂术前治疗阴道感染性疾病的效果的研究中,观察到 286 例滴虫性阴道炎、念珠菌阴道炎和混合性阴道感染病人的治疗结果如表 6.11。试比较治疗三种阴道感染类型病人的有效率是否相同?

表 6.11 丽思宁膏剂治疗三天后的效果

阴道感染类型	观察例数	有效例数
滴虫性阴道炎	98	71
念珠菌阴道炎	146	104
混合性阴道感染	42	24

6. 在血型与疾病关系的研究中,随机抽取高血压病人、糖尿病病人及健康人群的样本,根据 ABO 血型分类,结果如表 6.12。试问不同人群是否具有不同的血型分布?

表 6.12　不同人群的血型分布

组别	血型分类				合计
	A	B	O	AB	
高血压病人	679	134	983	87	1883
糖尿病病人	416	84	383	24	907
健康人群	2625	570	2892	435	6522
合计	3720	788	4258	546	9312

7. 有 260 份血清样品,将每份样品分成两份,分别用两种不同的免疫学检测方法检验类风湿因子,结果如表 6.13。试问两种免疫学方法的阳性率有无差别？

表 6.13　两种血清免疫学检测结果

A 法	B 法		合计
	＋	－	
＋	170	8	178
－	14	68	82
合计	184	76	260

第 7 章　直线相关与回归

　　前面各章所介绍的各种统计分析方法均仅限于考察一个观察指标,即便是方差分析,其目的也是考察某一个观察指标在多个组的平均水平是否相同。但在实际工作中,常常需要考察两个观察指标间的关系,例如:人的体重往往随着身高的增加而增加,二者之间是否存在某种关联,如果存在,是否可以由身高来推测体重;又如,儿童所能发出的最长音调往往和年龄有关,是否可以由儿童的年龄来估计其所能发出的最长音调长度,等等。

　　对于以上几种情形,研究者所关心的是两个变量之间是否存在某种关联,如果这种关联性存在,是否能够从数量上给出一个变量随着另外一个变量的变化而变化的幅度? 本章将介绍数值变量资料的直线相关分析与直线回归分析。

7.1　确定性关系与非确定性关系

　　本章所讲述的相关和回归,所强调的是一种带有非确定性的关系。非确定性是相对于确定性而言的。所谓确定性,是指一个变量值可以在与之有关的另一个变量值确定后根据某种函数关系精确地计算出来。如圆面积的计算公式 $S = \pi r^2$,便是带有确定性的函数关系:当给定一个 r 后,只有唯一的一个 S 与之对应。如半径 r 为 2 时,圆的面积 S 便为 4π,不可能为其他任何值。

　　医学上很多指标之间宏观上存在着某种联系,但尚未精确到可用数学函数表达出来,指标间的这种关系称为非确定性关系。例如,体重与身高之间虽存在一定的联系,但不能根据一个函数表达式由身高准确计算出体重,只能得到估计值。

　　由于个体变异广泛存在,抽样误差不可避免,生物学指标间的关系常常表现为这种不确定性关系,本章介绍的直线相关与回归分析,用于描述两指标间线性联系的方向、程度和量变关系。

7.2　直线相关

7.2.1　直线相关的定义

　　直线相关(linear correlation),又称简单相关,用以描述呈二元正态分布(bivariate normal distribution)的变量之间的线性共变关系，常简称为相关。用以说明具有直线关系的两个变量间相关关系的密切程度和相关方向的指标，称为相关系数（correlation coefficient），又称为积差相关系数（coefficient of product-moment correlation），总体相关系数用希腊字母 ρ 表示，而样本相关系数用 r 表示，取值范围均为 $[-1,1]$。

当一个变量随着另一个变量的增加而增加，或减少而减少，即两者间的变化趋势是同向的，称为正相关（positive correlation），此时 $r>0$；反之，当一个变量随着另一个变量的增加而减少，即两者间的变化趋势恰好相反时，称为负相关（negative correlation），$r<0$；而如果一个变量的增加或减少并不伴随着另一个变量的线性规律性改变，则它们之间没有相关关系，称为零相关（zero correlation），此时 $r=0$。常见的相关关系用散点图表示有以下几种：

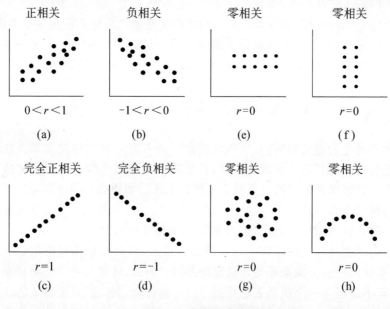

图 7.1　相关示意图

图 7.1 中，横轴的变量用 X 表示，纵轴的变量用 Y 表示。可见在图 7.1(a)和图 7.1(b)中，散点呈椭圆形分布。图 7.1(a)中，随着 X 的增加，与之相对应的 Y 呈一种近似直线的增加趋势，此时 X、Y 呈正相关，$0<r<1$；而图 7.1(b)中，Y 与 X 呈反向变化，为负相关，$-1<r<0$；图 7.1(c)(d)中的散点均排列成一条直线，说明 X 与 Y 之间的关系是确定的函数关系，分别为完全正相关（$r=1$）和完全负相关（$r=-1$）；图 7.1(e)(f)(g)(h)均为零相关的几种表现形式，图 7.1(e)(f)中散点分别平行于横轴和纵轴，说明 X 的改变并不引起 Y 的相应变化；图 7.1(g)中 X 与 Y 分

布呈圆形,无线性趋势;而要注意的是图 7.1(h),虽然 X 与 Y 呈一种抛物线的关系(非线性相关),但两者并没有线性的相关关系,故 $r=0$。

7.2.2　相关系数的计算

相关系数用以度量具有直线关系的两个变量间相关关系的密切程度和方向,其计算公式为:

$$r = \frac{\sum (X-\bar{X})(Y-\bar{Y})}{\sqrt{\sum (X-\bar{X})^2 \sum (Y-\bar{Y})^2}} = \frac{l_{XY}}{\sqrt{l_{XX}l_{YY}}} \tag{7.1}$$

其中,$l_{XX} = \sum (X-\bar{X})^2 = \sum X^2 - \dfrac{(\sum X)^2}{n}$

$$l_{YY} = \sum (Y-\bar{Y})^2 = \sum Y^2 - \frac{(\sum Y)^2}{n}$$

$$l_{XY} = \sum (X-\bar{X})(Y-\bar{Y}) = \sum XY - \frac{(\sum X)(\sum Y)}{n}$$

分别为 X 的离均差平方和、Y 的离均差平方和,以及 X 与 Y 的离均差积和。

从计算公式可知,相关系数无量纲。

【**例 7.1**】　以下资料选自 Galton 的一项研究,目的是探讨成年时身高是否与 2 岁时的身高(单位:英寸)有关。

| 2 岁时的身高 | 39 | 30 | 32 | 34 | 35 | 36 | 36 | 30 |
| 成年后身高 | 71 | 63 | 63 | 67 | 68 | 68 | 70 | 64 |

以 2 岁时的身高为横轴 X,以成年时的身高为纵轴 Y,首先绘制 X 与 Y 的散点图,见图 7.2,观察其分布趋势。

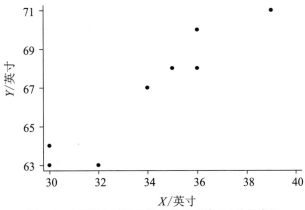

图 7.2　2 岁时身高(X)与成年时身高(Y)的散点图

93

从散点图上可以看出，2 岁时的身高和成年时的身高呈直线相关的趋势，故可以计算线性相关系数。

$$\sum X = 272, \quad \sum X^2 = 9318, \quad \sum Y = 534, \quad \sum Y^2 = 35712, \quad \sum XY = 18221$$

$$l_{XX} = \sum X^2 - \frac{\left(\sum X\right)^2}{n} = 9318 - \frac{(272)^2}{8} = 70.00$$

$$l_{YY} = \sum Y^2 - \frac{\left(\sum Y\right)^2}{n} = 35712 - \frac{(534)^2}{8} = 67.50$$

$$l_{XY} = \sum XY - \frac{\left(\sum X\right)\left(\sum Y\right)}{n} = 18221 - \frac{272 \times 534}{8} = 65.00$$

利用公式(7.1)，有：

$$r = \frac{l_{XY}}{\sqrt{l_{XX} l_{YY}}} = \frac{65.00}{\sqrt{70.00 \times 67.50}} = 0.9456$$

7.2.3　相关系数的假设检验

作为样本统计量，样本的相关系数也是有抽样误差的。因此在计算出相关系数之后，往往还需要进行假设检验，考察 r 是否来自相关系数 $\rho = 0$ 的总体。常用 t 检验，其检验统计量的计算公式如下：

$$t = \frac{|r - 0|}{s_r} = \frac{|r|}{\sqrt{\dfrac{1 - r^2}{n - 2}}}, \quad \nu = n - 2 \tag{7.2}$$

式中，s_r 为相关系数的标准误。

【例 7.2】　就例 7.1 所得的 r 值，检验 2 岁时的身高与成年身高间是否存在直线相关关系。

$H_0: \rho = 0$，2 岁时的身高与成年身高无直线相关关系；

$H_1: \rho \neq 0$，2 岁时的身高与成年身高有直线相关关系。

$\alpha = 0.05$。

本例中 $n = 8$，$r = 0.9456$，按照公式(7.2)，有：

$$t = \frac{0.9456}{\sqrt{\dfrac{1 - 0.9456^2}{8 - 2}}} = 7.1196, \quad \nu = 8 - 2 = 6$$

以自由度为 6 查附表 2 的 t 界值表得 $P < 0.01$，按 $\alpha = 0.05$ 的水准，拒绝 H_0，接受 H_1，差别有统计学意义。

结合例 7.1 的结果,可得结论:线性相关(linear correlation)分析结果表明,2 岁时的身高和成年身高之间存在正相关,相关系数 r 为 $0.9456(t_r = 7.12, P = 0.0004)$。

7.2.4　总体相关系数的区间估计

模拟抽样结果表明,相关系数的抽样分布仅在总体相关系数 $\rho = 0$ 时才是对称的,且当样本量较大时,近似服从正态分布。而若从 $\rho \neq 0$ 的总体中随机抽样,样本相关系数的分布是偏态的。此时便不能利用近似正态分布的原理来对总体相关系数进行区间估计。

R. A. Fisher 于 1921 年提出将 r 进行 z 变换:

$$z = \tanh^{-1}r \quad \text{或} \quad z = \frac{1}{2}\ln\left[\frac{(1+r)}{(1-r)}\right] \tag{7.3}$$

$$r = \tanh z \quad \text{或} \quad r = \frac{e^{2z}-1}{e^{2z}+1} \tag{7.4}$$

并证明了 z 近似服从于均数为 $\frac{1}{2}\ln\left[\frac{(1+r)}{(1-r)}\right]$,标准差为 $1/\sqrt{n-3}$ 的正态分布。因此要计算 ρ 的 $100(1-\alpha)\%$ 可信区间,可以先利用公式(7.3)求出 r 的 z 变换值,再利用近似正态分布原理求出 z 的 $100(1-\alpha)\%$ 可信区间:

$$(z - u_a/\sqrt{n-3}, z + u_a/\sqrt{n-3}) \tag{7.5}$$

最后利用公式(7.4)将所得到 z 的可信限还原,由此得到总体相关系数 ρ 的 $100(1-\alpha)\%$ 可信区间。

【例 7.3】　估计例 7.1 中总体相关系数的 95% 可信区间。

按公式(7.3),有 $z = 1.7885$。

于是 z 的 95% 可信区间的上下限为:

$1.7885 \pm 1.96/\sqrt{8-3} = (0.9120, 2.6650)$

再按公式(7.4)将 z 的 95% 可信限还原,得总体相关系数的 95% 可信区间为 $(0.7221, 0.9904)$。

结论:Fisher 的 z 变换分析结果表明,2 岁时的身高与成年时身高的总体相关系数的 95% 可信区间为 $(0.7221, 0.9904)$。

这也提示我们,检验统计量:

$$z = \frac{\frac{1}{2}\ln\frac{1+r}{1-r} - \frac{1}{2}\ln\frac{1+\rho_0}{1-\rho_0}}{1/\sqrt{n-3}}$$

可用于检验样本是否来自总体相关系数为 ρ_0 的总体。

7.3 直线回归

直线相关所回答的问题是两个变量之间是否存在线性共变关系。然而研究者往往不仅仅满足于此，他们更关心的是两个变量的数量依存关系。也就是说，存在相关关系的两个变量中，某一个变量增加一个单位，另一个变量会随之平均改变多少？这便是直线回归所要解决的问题。

7.3.1 直线回归的定义

直线回归(linear regression)，又称简单回归，是用直线回归方程来描述两个变量之间的线性关系。一般以 X 代表可以精确测量或严格控制的变量，称为自变量(independent variable)；以 Y 表示依赖于 X 或受 X 的影响而变化的变量，称应变量(dependent variable)，则直线回归可以表达为：

$$\hat{Y} = a + bX \tag{7.6}$$

其中，a 为回归直线在 Y 轴上的截距(intercept)，当 $a>0$ 时，直线与 Y 轴相交于 X 轴的上方，当 $a<0$ 时，直线与 Y 轴的交点在 X 轴下方，而当 $a=0$ 时，直线过原点；b 为回归系数(regression coefficient)，也就是直线的斜率(slope)，当 $b>0$ 时，表明 X 与 Y 同向变化，当 $b<0$ 时，X 与 Y 反向变化，而若 $b=0$，回归直线平行于 X 轴，说明 X 与 Y 之间没有回归关系。回归系数 b 表示：X 每增加一个单位，Y 平均改变 b 个单位。这里的"平均"，体现了直线回归的不确定性，体现了直线回归方程与直线方程的不同。因此式 7.6 的左边用 $\hat{Y}$（读作 Y hat）来表示给定 X 时，Y 的总体均数的估计值。

7.3.2 直线回归方程的建立

回归方程的求解通过最小二乘法(least square method)实现。计算公式如下：

$$b = \frac{\sum (X - \bar{X})(Y - \bar{Y})}{\sum (X - \bar{X})^2} = \frac{l_{XY}}{l_{XX}} \tag{7.7}$$

$$a = \bar{Y} - b\bar{X} \tag{7.8}$$

式中，l_{XX} 为 X 的离均差平方和，l_{XY} 为 X 与 Y 的离均差积和。

【例7.4】 对于例7.1，以成年身高为应变量 Y，2 岁时身高为自变量 X，建立二者间的直线回归方程。

1) 首先根据原始数据和例 7.1 中所建立的散点图(图 7.2),初步判断本例资料有直线趋势,可以建立直线回归方程。

2) 由例 7.1 得:

$$\bar{X} = 34.00, \quad \bar{Y} = 66.75, \quad l_{XX} = 70.00, \quad l_{XY} = 65.00$$

3) 按照式(7.7)、式(7.8)计算回归系数及截距,得:

$$b = \frac{l_{XY}}{l_{XX}} = \frac{65}{70} = 0.9286$$

$$a = \bar{Y} - b \times \bar{X} = 66.75 - 0.9286 \times 34 = 35.1776$$

4) 建立直线回归方程:

$$\hat{Y} = 35.1776 + 0.9286X$$

该回归方程表明,对于 2 岁的儿童,身高每递增一英寸,其成年后的身高平均递增 0.9286 英寸。或者说,2 岁时身高为 $(X+1)$ 英寸的一批儿童成年后的身高比 2 岁时身高为 X 英寸的另一批儿童成年后的身高平均高 0.9286 英寸。

若将 X 的取值代入回归方程,可以求出相应的 $\hat{Y}$ 值,此过程称为"回代"。如 $X = 39$ 英寸时,$\hat{Y} = 71.3929$ 英寸,表示 2 岁时身高为 39 英寸的儿童,估计其成年后的平均身高为 71.3929 英寸。实际值 Y 与估计值 $\hat{Y}$ 间的差值称为残差(residual)。见表 7.1。

表 7.1　8 名儿童 2 岁时身高与成年后身高的回归方程之估计值及残差(单位:英寸)

编号	X	Y	$\hat{Y}$	$Y - \hat{Y}$
1	39	71	71.3929	-0.3929
2	30	63	63.0357	-0.0357
3	32	63	64.8929	-1.8929
4	34	67	66.7500	0.2500
5	35	68	67.6786	0.3214
6	36	68	68.6071	-0.6071
7	36	70	68.6071	1.3929
8	30	64	63.0357	0.9643
合计	272	534	534.0000	0.0000

利用 Y、$\hat{Y}$ 及 X 绘制散点图,并将所有估计值对应的点连在一起,可以得到一

条直线,称为回归直线(图7.3)。实际工作中并不需要将所有的 $\hat{Y}$ 求出,只要在自变量 X 的实测范围内任取两个距离较远且易读取的 X 值,代入回归方程求得两点 $(X_1, \hat{Y}_1)$ 和 $(X_2, \hat{Y}_2)$,过这两点的直线便是回归直线。由最小二乘法求解的过程不难证明,回归直线必然通过点 $(\bar{X}, \bar{Y})$。

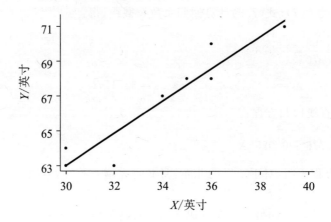

图 7.3　2 岁时身高 (X) 与成年后身高 (Y) 直线回归

7.3.3　直线回归方程的假设检验

与直线相关系数一样,回归系数也有抽样误差。即便从回归系数 $\beta = 0$ 的总体中进行随机抽样,其样本的回归系数也不一定正好等于零。因此得到回归系数后,还需对其进行假设检验,常用方法有 t 检验和方差分析。

1) t 检验。其检验统计量 t 的计算公式如下:

$$t = \frac{|b-0|}{s_b} = \frac{|b|}{s_{Y.X} / \sqrt{l_{XX}}}, \quad \nu = n-2 \tag{7.9}$$

式中,s_b 为回归系数的标准误。$s_{Y.X}$ 称为剩余标准差(standard deviation about regression),亦称标准估计误差(standard error of estimation),它反映了扣除了回归的影响后,Y 本身的变异,可用于评价回归方程的拟合精度。

$$s_{Y.X} = \sqrt{\frac{\sum (Y - \hat{Y})^2}{n-2}} \tag{7.10}$$

【例 7.5】　对例 7.4 中求得的直线回归系数进行假设检验。

$H_0: \beta = 0$,即成年身高和 2 岁时的身高之间无直线回归关系;

$H_1: \beta \neq 0$,即成年身高和 2 岁时的身高之间有直线回归关系。

$\alpha = 0.05$。

本例中,按照式(7.10),$s_{Y.X} = \sqrt{\dfrac{\sum (Y - \hat{Y})^2}{n - 2}} = 1.0911$

$$s_b = \frac{s_{Y.X}}{\sqrt{l_{XX}}} = \frac{1.0911}{\sqrt{70}} = 0.1304$$

于是根据式(7.9),有:

$$t = \frac{b}{s_b} = \frac{0.9286}{0.1304} = 7.12, \quad \nu = 8 - 2 = 6$$

以自由度为 6 查附表 2 的 t 界值表得 $P < 0.01$,按 $\alpha = 0.05$ 的检验水准,拒绝 H_0,接受 H_1,差别有统计学意义。

结合例 7.4 结果,可得结论:线性回归分析表明,成年身高与 2 岁时的身高间存在直线回归关系;成年后身高的估计值 $= 35.1776 + 0.9286 \times 2$ 岁时身高($t_b = 7.12$,$P = 0.0004$)。

不难发现,对总体回归系数是否为零的假设检验与总体相关系数为零的假设检验是等价的,即 $t_r = t_b$,且自由度亦相同。

2)方差分析。在讲述回归方程的方差分析之前,先阐述应变量变异的分解。

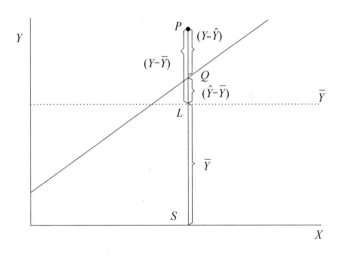

图 7.4　应变量 Y 的变异分解示意图

图 7.4 中,P 点为某一观察点,平行于 X 轴的虚线为 Y 的均数,斜线为回归直线。过 P 点作垂直于 X 轴的垂线,与回归直线交于 Q 点,与表示 $\bar{Y}$ 的虚线交于 L 点,与 X 轴交于 S 点。可见线段 PS 被分为三段。

$PQ:PQ$ 的长度表示对于某一个给定的 X 值,其所对应的实际 Y 值和估计值之间的差异,即残差,也就是回归所不能解释的部分。

$QL:QL$ 的长度代表了估计值 $\hat{Y}$ 和均数 $\bar{Y}$ 之差,即回归能解释的部分。

$LS:LS$ 的长度即应变量 Y 的均数 $\bar{Y}$。

由图可见,$(Y-\bar{Y})=(\hat{Y}-\bar{Y})+(Y-\hat{Y})$

可以证明,对于全部的观察点,

$$\sum(Y-\bar{Y})^2 = \sum(\hat{Y}-\bar{Y})^2 + \sum(Y-\hat{Y})^2 \tag{7.11}$$

上式等号左侧的部分 $\sum(Y-\bar{Y})^2$ 为 Y 的离均差平方和,这里用 $SS_{总}$ 来表示,即未考虑回归的作用时,Y 的总变异。

等号右侧的第一项 $\sum(\hat{Y}-\bar{Y})^2$ 为回归直线上的估计值与 Y 的均数之距离的平方和,称为回归平方和(sum of squares due to regression),用 $SS_{回归}$ 来表示。它反映了 Y 的总变异中可以用回归来解释的部分。显然,$SS_{回归}$ 占 $SS_{总}$ 的比重越大,说明所拟合的回归直线效果越好。

等号右侧的第二项 $\sum(Y-\hat{Y})^2$ 为所有原始观察值与其估计值之纵向距离的平方和,称为剩余平方和或残差平方和(residual sum of squares),记为 $SS_{剩余}$。它反映了总变异中回归所不能解释的部分。

以上三部分的关系用符号表示,就是:

$$SS_{总}=SS_{回归}+SS_{剩余}$$

三个回归平方和的自由度分别为:

$$\nu_{总}=n-1, \quad \nu_{回归}=1, \quad \nu_{剩余}=n-2$$

即 $\nu_{总}=\nu_{回归}+\nu_{剩余}$。

于是,按照方差分析的基本思想来对回归方程进行假设检验的公式就是:

$$F=\frac{SS_{回归}/\nu_{回归}}{SS_{剩余}/\nu_{剩余}}=\frac{MS_{回归}}{MS_{剩余}}, \quad \nu_{回归}=1, \quad \nu_{剩余}=n-2 \tag{7.12}$$

求得 F 值后,以 $\nu_1=1,\nu_2=n-2$ 查附表 3 的 F 界值表,界定 P 值,按给定的检验水准作出合适的统计推断。

【例 7.6】 利用方差分析考察例 7.4 中的直线回归关系是否成立。

H_0:成年身高与 2 岁时的身高间没有直线回归关系;

H_1:成年身高与 2 岁时的身高间有直线回归关系。

$\alpha=0.05$。

分别计算 $SS_{总}$、$SS_{回归}$、$SS_{剩余}$：

$$SS_{总} = l_{YY} = \sum (Y - \bar{Y})^2 = 67.50$$

利用表 7.1，可得 $SS_{剩余} = 7.1429$，于是

$$SS_{回归} = SS_{总} - SS_{剩余} = 67.50 - 7.1429 = 60.3571$$

实际上，也可以利用 $SS_{回归} = \sum (\hat{Y} - \bar{Y})^2 = \dfrac{l_{XY}^2}{l_{XX}}$，先求出 $SS_{回归}$，再求 $SS_{剩余}$，结果相同。

列方差分析表，见表 7.2。

表 7.2　例 7.6 中回归方程的方差分析表

变异来源	SS	ν	MS	F
总变异	67.5000	7		
回归	60.3571	1	60.3571	50.70
剩余	7.1429	6	1.1905	

今 $\nu_1 = 1$，$\nu_2 = 6$，查附表 3 的 F 界值表得 $P < 0.001$，按 $\alpha = 0.05$ 的检验水准，拒绝 H_0，接受 H_1，差别有统计学意义。

结合例 7.4 结果，可得结论：方差分析表明，成年身高和 2 岁时的身高间存在直线回归关系（$F = 50.70, P = 0.0004$）。

注意，在对回归系数进行假设检验时，t 检验和方差分析的结论是相同的。实际上，$t_\nu = \sqrt{F_{1,\nu}} = \sqrt{50.70} = 7.12$。例 7.5 和例 7.6 中的计算结果也说明了这一点。

7.3.4　直线回归的区间估计

这里的区间估计包括以下几部分内容：

1）总体回归系数 β 的区间估计

利用最小二乘法所计算出来的回归系数 b 只是总体回归系数 β 的点估计。总体回归系数 β 的 $100(1-\alpha)\%$ 可信区间的计算公式为：

$$(b - t_{\alpha, n-2} s_b, b + t_{\alpha, n-2} s_b) \tag{7.13}$$

式中，s_b 为回归系数的标准误。

2）$\mu_{\hat{Y}}$ 的区间估计

$\mu_{\hat{Y}}$ 是当 X 取某一值 X_i 时相应 Y 总体中的条件均数，$\hat{Y}_i$ 为其估计值。$\mu_{\hat{Y}}$ 的

$100(1-\alpha)\%$的可信区间的计算公式为：

$$\left(\hat{Y}-t_{\alpha,n-2}s_{\hat{Y}}\ ,\ \hat{Y}+t_{\alpha,n-2}s_{\hat{Y}}\right) \tag{7.14}$$

其中，$s_{\hat{Y}}$为$\hat{Y}_i$的标准误，可通过下式得到：

$$s_{\hat{Y}}=s_{Y.X}\sqrt{\frac{1}{n}+\frac{(X_i-\bar{X})^2}{\sum(X-\bar{X})^2}} \tag{7.15}$$

当$X_i=\bar{X}$时，$s_{\hat{Y}}$取最小值。

3）个体Y值的容许区间的估计

这里的容许区间是指当X取某一值X_i时，相应总体中Y取值的波动范围。注意与前面所提到的$\mu_{\hat{Y}}$的可信区间的区别，切勿混淆。

个体Y值的$100(1-\alpha)\%$容许区间的计算公式为：

$$\left(\hat{Y}-t_{\alpha,n-2}s_Y,\hat{Y}+t_{\alpha,n-2}s_Y\right) \tag{7.16}$$

s_Y为给定X时Y的标准差，它可以通过$s_{Y.X}$得到：

$$s_Y=s_{Y.X}\sqrt{1+\frac{1}{n}+\frac{(X_i-\bar{X})^2}{\sum(X-\bar{X})^2}} \tag{7.17}$$

同样，当$X_i=\bar{X}$时，s_Y取最小值。

由式(7.15)和式(7.17)可以看出，$s_Y>s_{\hat{Y}}$，因为在预测个体的取值时，事实上同时考虑了固定X时Y的条件均数的抽样误差和固定X时Y本身的变异。

【例7.7】 试用例7.4的资料所计算的样本回归系数$b=0.9286$估计其总体回归系数β的95%可信区间。并分别计算$X=38$英寸时，$\mu_{\hat{Y}}$的95%可信区间和Y的95%的容许区间。

已知$s_{Y.X}=1.0911,s_b=0.1304$

故根据公式(7.13)，总体回归系数β的95%可信区间的上下限为：

$0.9286\pm t_{0.05,6}\times0.1304=(0.6095,1.2477)$

当$X=38$英寸时，根据回归方程$\hat{Y}=35.1776+0.9286X$，则$\hat{Y}$为70.4644英寸，此时根据公式(7.15)，有：

$$s_{\hat{Y}}=s_{Y.X}\sqrt{\frac{1}{n}+\frac{(X_i-\bar{X})^2}{\sum(X-\bar{X})^2}}=1.0911\times\sqrt{\frac{1}{8}+\frac{(38-34)^2}{70}}=0.6488$$

则当 $X=38$ 英寸时，$\mu_{\hat{Y}}$ 的 95% 可信区间为：

$70.4644 \pm t_{0.05,6} \times 0.4688 = (68.8769, 72.0519)$ 英寸

根据公式 (7.17)，有：

$$s_Y = s_{Y.X} \sqrt{1 + \frac{1}{n} + \frac{(X_i - \bar{X})^2}{\sum (X - \bar{X})^2}} = 1.0911 \times \sqrt{1 + \frac{1}{8} + \frac{(38-34)^2}{70}} = 1.2694$$

此时 Y 的 95% 容许区间为：

$70.4644 \pm t_{0.05,6} \times 1.2694 = (67.3583, 73.5705)$ 英寸

根据以上计算结果，可以得到这样的结论：线性回归分析结果表明，2 岁时儿童的身高和成年后身高的总体回归系数 95% 可信区间为 $(0.6095, 1.2477)$；用区间 $(68.8769, 72.0519)$ 英寸估计 2 岁时身高为 38 英寸的儿童成年后身高总体均数，可信度为 95%；而在 2 岁时身高为 38 英寸的成人总体中，有 95% 的成年人身高在 $(67.3583, 73.5705)$ 英寸范围之内。

对应于所有的 X，分别计算其 $\mu_{\hat{Y}}$ 的 95% 可信区间和 Y 的 95% 容许区间的上下限，见表 7.3。

表 7.3　观察值、估计值、$\mu_{\hat{Y}}$ 的 95% 可信区间上下限、Y 的 95% 容许区间的上下限（单位：英寸）

2 岁时身高 X	成年后身高 Y	估计值 $\hat{Y}$	$\mu_{\hat{Y}}$ 的 95% 可信区间		Y 的 95% 容许区间	
			下限	上限	下限	上限
30	64	63.0357	61.4482	64.6232	59.9296	66.1419
30	63	63.0357	61.4482	64.6232	59.9296	66.1419
32	63	64.8929	63.7534	66.0323	61.9901	67.7957
34	67	66.7500	65.8061	67.6939	63.9182	69.5818
35	68	67.6786	66.6822	68.6750	64.8289	70.5283
36	68	68.6071	67.4677	69.7466	65.7044	71.5099
36	70	68.6071	67.4677	69.7466	65.7044	71.5099
39	71	71.3929	69.5390	73.2467	68.1425	74.6432

分别作观察值、估计值、$\mu_{\hat{Y}}$ 的 95% 可信区间上下限、Y 的 95% 容许区间的上下限与 X 的散点图，并将代表估计值、各区间的上限、各区间的下限分别相连，见图 7.5。

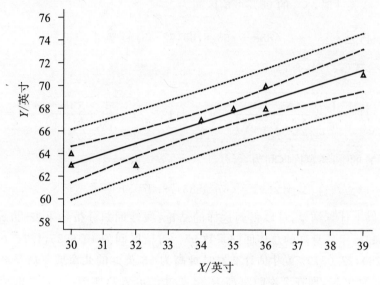

图 7.5　估计值、95％可信区间和 95％容许区间

图 7.5 中,小三角形代表观察值,实线是各估计值的连线,即回归直线;短划线代表 $\mu_{\hat{Y}}$ 的 95％可信区间上下限,短划线之间的部分称为 $\mu_{\hat{Y}}$ 的 95％可信带(confidence band),而点虚线代表 Y 的 95％容许区间的上下限,点虚线之间的部分称为 Y 的 95％容许带(prediction band)。可见容许带和可信带都关于回归直线对称,二者均在 $\bar{X}$ 处最窄。同样可以发现,容许带比可信带宽。

7.4　直线相关与回归应用注意事项

7.4.1　直线相关与回归的区别和联系

直线回归和相关所研究的都是两个变量间的线性关系。直线相关用线性相关系数 r 来描述两个变量间线性共变关系的密切程度和方向;而直线回归通过建立直线回归方程来从数量上反映自变量的变化对应变量的影响。

1) 区别

① 对资料的要求:相关要求两个变量均为随机变量,且服从二元正态分布;而回归仅要求 Y 是互相独立的随机变量且服从正态分布,若 X 是可以精确测量或严格控制的变量,称为Ⅰ型回归;若 X 也是随机变量,称为Ⅱ型回归。

当 X、Y 均为随机变量且服从二元正态分布时,可以得到两个回归方程:

由 X 推算 Y 的回归方程:$\hat{Y}=a_{Y.X}+b_{Y.X}X$

由 Y 推算 X 的回归方程：$\hat{X} = a_{X.Y} + b_{X.Y}Y$

② 应用上：相关反映了两个变量之间共变关系的方向和强弱，而回归从数量的角度上反映了两个变量间的依存关系。

③ 计量单位：相关系数没有单位，而回归系数的单位为：Y 的单位 $/X$ 的单位。

2）联系

① 共变方向一致：对于同一组资料，相关系数和回归系数的符号相同，反映的变量间的共变方向一致。

② 假设检验等价：对于同一组资料，r 与 b 的假设检验等价。二者的检验统计量 t 值相同，自由度也相同。

③ 存在换算关系：$r = \dfrac{b}{\sqrt{l_{YY}/l_{XX}}}$。

④ 用回归解释相关：可以证明总变异中回归所能解释的那部分变异与总变异之比恰好等于相关系数的平方，即

$$\frac{SS_{回归}}{SS_{总}} = \frac{l_{XY}^2/l_{XX}}{l_{YY}} = \frac{l_{XY}^2}{l_{XX}l_{YY}} = r^2$$

因此，r^2 又称为决定系数（coefficient of determination）。决定系数越大，说明回归所能解释的变异占总变异的比重越大，也就说明直线相关和回归从样本中所提取的信息越多。因此，决定系数也是一个常用判断模型拟合优度（goodness of fit）的指标。在线性关系成立时，决定系数的大小可以说明拟合直线回归方程的满意程度，但反之并不成立，即一个大的决定系数并不足以确认直线回归关系的成立。

7.4.2　相关与回归的正确应用

1）相关与回归的应用要有实际意义。两个变量之间如果可以建立相关或者回归关系，并不能说明两者间就一定存在内部联系，也不能肯定其因果关系。比如，父亲在小孩出生时在院子里种下一棵树，肯定可以建立树高与小孩身高的相关和回归关系，但却毫无意义。因为声称"因为小孩长高了所以树长高了"之类的结论毫无疑问是荒谬的。二者间仅是一种伴随关系。

2）充分利用散点图。在进行直线回归或相关分析前，应该养成先建立两变量散点图的良好习惯。从散点图中不但可以发现散点的分布趋势，也可以发现强影响点或离群值。

3）相关系数的大小并不能作为判断相关关系存在的依据，而应该通过假设检验来进行。事实上，相关系数绝对值越大，仅说明样本量一定时，越容易在对总体相关系数是否为 0 的假设检验中拒绝原假设。但是在确认直线相关关系存在后，

r 的绝对值越大,说明相关的强度越强,反之亦然。

4）相关系数或直线回归系数接近 0 并不意味着两个变量无关,此时两变量间可能存在着非线性关系。

5）内插和外推。直线相关与回归均是以现有的 X 与 Y 的观察值为基础。在得到回归方程后,可以根据 X 的值来估计 Y 的大小。实际上,即便 X_0 不在 X 的观察集中,仍可以利用回归方程来得到 Y 的估计值。此时若 X_0 在 X 的观察范围之内,称为内插(interpolation),而若 X_0 在 X 的观察范围之外,则称为外推(extrapolation)。一般情况下,容许内插,不宜外推,因为在 X 的观察范围之外时,并不能保证原来的直线回归方程的成立,甚至连直线关系是否存在都无法确认。

6）经典的线性回归分析要求资料满足:①线性(linear),即 X 与 Y 之间呈线性关系;②独立性(independence),即所有的观察对象之间是互相独立的;③正态性(normality):给定 X 后,Y 服从正态分布;④方差齐性(equal variance,或者说 homoscedasticity):不同的 X 值之下,Y 的方差相等。以上 4 个条件的第一个字母写在一起,就是 LINE。这是经典线性回归分析的核心。当只满足第一个条件时,也可以建立回归方程,只是回归方程原有的性质不再成立,区间估计、假设检验亦不再适用。

复习思考题

1. 相关系数与回归系数的联系和区别何在?

2. 应用直线回归和相关分析时应注意哪些问题?

3. 回归直线有哪些性质?

4. 剩余标准差的意义和用途何在?

5. 有两组适宜做相关和回归分析的资料,如剩余平方和 $SS_{剩1} = SS_{剩2}$,是否必然有 $r_1 = r_2$?

6. 某资料 $n=100$,X 与 Y 的相关系数为 $r=0.2$,经假设检验得 $P<0.05$,可否认为 X 与 Y 有较密切的相关关系?

7. 对一组双变量正态分布资料进行何种变换可获得回归系数等于相关系数?

8. 在应用直线回归方程进行预测时,为什么一般不主张外推? 试举出一实例来说明你的结论。

9. 若绘制 $\mu_{\hat{Y}}$ 的 95% 可信区间的图形时,是否可仿照绘制回归直线图的方法,在回归直线两侧各取两点连线,为什么?

10. 某医师将 $|r|$ 划为三个等级 $0\sim$,$0.3\sim$,$0.7\sim$,分别表示低、中、高度相关,你是否同意这种划分,为什么?

11. 举出你所知道的确定性关系和非确定性关系的例子。结合本书前面的内容,谈谈你对统计学作用的见解。

12. 对于某项资料,建立了应变量 Y 和自变量 X 的直线回归方程后,将所有的 X 全部加上一个相同的值而 Y 保持不变,方程的形式会发生怎样的变化? 而维持 X 不变,把所有的 Y 全部加上一个相同的值,又会有怎样的变化?

13. 儿童生长发育的研究中得到的资料如表 7.4。试分析身高 X(磅)与体重 Y(英尺)之间的关系。

表 7.4　10 名儿童身高与体重

	1	2	3	4	5	6	7	8	9	10
体重 Y	72	90	87	65	63	76	73	69	85	71
身高 X	5.3	5.7	5.5	4.9	5	5.3	5.3	5	5.6	5.1

(1) 绘制其身高与体重的散点图,观察散点的趋势。

(2) 如果有直线回归关系存在的话,建立直线回归方程并对其进行假设检验。

(3) 根据所建立的回归方程,身高 5.4 英尺的儿童的平均体重为多少? 试估计其 95% 可信区间及此时个体的 95% 容许区间,并说明其含义。

14. 现有 10 例糖尿病患者血糖水平(mmol/L)与胰岛素水平(mU/L)的测定值如表 7.5。

表 7.5　10 例糖尿病患者血糖水平与胰岛素水平

	1	2	3	4	5	6	7	8	9	10
血糖水平 Y	12.21	12.27	7.88	10.43	19.59	6.44	10.16	8.49	11.38	12.49
胰岛素水平 X	15.2	11.9	19.8	17.0	5.9	25.1	22.0	23.2	16.8	13.7

(1) 试以血糖为应变量 Y,胰岛素为自变量 X 建立回归方程,并对回归方程进行假设检验。现已知一糖尿病患者胰岛素水平为 15mU/L,试估计其血糖水平。

(2) 欲将病人血糖水平控制在 6.66mmol/L 以内时,血中胰岛素应控制在什么水平上?(提示:求出血糖水平 95% 容许区间的表达式,考察它与血胰岛素水平的关系。)

第 8 章　秩和检验

前面所述的统计推断方法，如总体均数的区间估计、两个或多个样本均数的比较等，通常都要求样本来自的总体分布为已知的分布形式（如正态分布），而其中有的参数未知，统计推断的目的就是对这些未知参数进行估计或检验，这类统计推断方法称为参数统计（parametric statistics）。但在实际问题中，总体分布的形式往往是不知道的，这时参数统计就不适用了，而需借助于另一种不依赖总体分布形式，即适用于任意分布（distribution free）的统计方法，这种方法称为非参数统计（nonparametric statistics）。这种假设检验方法，比较的是分布而不是参数，故称为非参数检验。

非参数统计的主要优点是不受总体分布的限制，适用范围广。适用于有序分类资料、偏态分布资料、变异较大或方差不齐的资料、分布型不明的资料及有特大、特小值或数据的一端或两端有不确定数值的资料。

非参数统计的主要缺点是符合参数检验的资料（如两样本均数比较的 t 检验），如用非参数检验，因没有充分利用资料提供的信息，检验效率降低。

非参数统计方法很多，本章仅介绍其中常用的、效率较高又比较系统、完整的秩和检验（rank sum test）。

8.1　秩次与秩和

观察单位的秩次（rank）是指全部观察值按某种顺序排列的位序；秩和（rank sum）是同组秩次之和。下例说明秩次与秩和的概念及计算。

【例 8.1】　某实验室检测了两组各 6 人的尿蛋白，结果如下。问所得两组结果有无差异？

A 组：—、±、+、+、+、　++

B 组：+、++、++、++、+++、+++

本例 A、B 两组各有 6 个观察值。现依从小到大（也可从大到小）的顺序把它们统一排列起来，并标明秩次，等级相同时求平均秩次，结果如下：

A组：一、±、＋、＋、＋、　　　＋＋

B组：　　　　　　　＋、　　＋＋、＋＋、＋＋、＋＋＋、＋＋＋

　　　1　2　4.5 4.5 4.5　4.5　8.5 8.5　8.5　8.5　11.5　11.5

两组的秩和 T 分别为：

$T_A = 25$，　$T_B = 53$

注意：设 A 组有 n_1 例，B 组有 n_2 例，A、B 两组共有 $(n_1 + n_2) = N$ 例，则两组秩和相加应等于 $N(N+1)/2$。本例 $N = 12$，$N(N+1)/2 = 12(12+1)/2 = 78$，$T_A + T_B = 78$。表明秩和计算无误。

将等级变成秩次的方法称为秩变换(rank transformation)。秩次反映等级的高低；秩和反映各组秩次的分布位置。秩和检验就是通过秩次的排列求出秩和，从而对总体的分布进行假设检验的方法。至于秩次排列的顺序，从小到大和从大到小的检验结果是相同的。

8.2　配对设计差值比较的符号秩和检验

配对设计一般采用差值比较，对于不符合参数统计条件的资料，常用 Wilcoxon 符号秩和检验。

8.2.1　方法步骤

【例 8.2】　某医院检验科试用新旧两种方法检测谷草转氨酶，新方法的检测时间由 20 分钟缩短为 10 分钟。用两种方法测一份血清，结果见表 8.1 第(2)(3)栏，问两法所得结果有无差别？

1)建立检验假设。

H_0：差值总体中位数 $M_d = 0$；

H_1：差值总体中位数 $M_d \neq 0$。

$\alpha = 0.05$。

2)求检验统计量 T 值。

先求出每对数据的差值见表 8.1 第(4)栏，按差值的绝对值从小到大编秩，再根据差值的正负给秩次冠以相应正负号，见表 8.1 第(5)栏。编秩时如遇差值等于零，舍去不计。遇有差值的绝对值相等，符号相同，仍按顺序编秩；符号不同，则取其平均秩次。见表 8.1 第(4)栏中差值绝对值等于 2 的有 2 个，其符号不同，它们的位次是 1、2，其平均秩次为 $(1+2)/2 = 1.5$。

分别求出正、负秩次之和，正秩和以 T_+ 表示，负秩和以 T_- 表示。T_+ 及 T_- 之和等于 $n(n+1)/2$，此式可验算 T_+ 和 T_- 的计算是否正确。本例 $T_+=18.5$，$T_-=36.5$，其和为 55，$n(n+1)/2=10(10+1)/2=55$。可见 T_+、T_- 计算无误。任取 T_+（或 T_-）作为检验统计量 T，本例取 $T=18.5$。

表 8.1　两种方法测定血清谷草转氨酶(单位:U/L)

样品号	旧法	新法	差值	秩次
(1)	(2)	(3)	(4)=(2)-(3)	(5)
1	40	55	-15	-8
2	132	142	-10	-6
3	112	110	2	1.5
4	80	82	-2	-1.5
5	38	25	13	7
6	112	128	-16	-9
7	130	137	-7	-5
8	95	100	-5	-3
9	136	100	36	10
10	38	43	-5	-4

$$T_+=18.5, T_-=36.5$$

3）确定 P 值和作出推断结论。

当 $n \leqslant 50$ 时，查附表 9 的 T 界值表。查表时，若 T 在 T_α 上、下界值范围外，则 $P < \alpha$；若 T 在 T_α 上、下界值范围内，则 $P > \alpha$。注意：当统计量 T 值恰等于附表 9 中的界值时，其确切概率值小于或等于表中相应的概率值，即 $P \leqslant \alpha$。本例 $n=10$，$T=18.5$，查附表 9 得 $\alpha=0.05$ 时的 T 界值为 8～47，T 在双侧界值范围内，故 $P > 0.05$。按双侧 0.05 水准，不拒绝 H_0，差异无统计学意义。

结论：Wilcoxon 符号秩和检验结果表明，尚不能认为两法测定血清中谷草转氨酶含量有差别（$T=18.5$，$P>0.05$）。

当 $n > 50$，超出附表 9 的范围，可用正态近似法即 u 检验，按式(8.1)计算 u 值：

$$u = \frac{|T - n(n+1)/4| - 0.5}{\sqrt{n(n+1)(2n+1)/24}} \tag{8.1}$$

分子中 0.5 是连续性校正数，因为 T 值是不连续的，而 u 分布是连续的，这种校正，一般影响甚微，常可省去。

当相同"差值"(即绝对值)较多时(不包括差值为 0 者),用式(8.1)求得的 u 值偏小,应改用式(8.2)的校正公式。

$$u = \frac{|T - n(n+1)/4| - 0.5}{\sqrt{\dfrac{n(n+1)(2n+1)}{24} - \dfrac{\sum(t_j^3 - t_j)}{48}}} \tag{8.2}$$

式中,t_j 为第 $j(j=1,2,\cdots)$ 个相同差值的个数,假定差值中有 2 个 4,5 个 6,3 个 7,则 $t_1 = 2, t_2 = 5, t_3 = 3, \sum(t_j^3 - t_j) = (2^3 - 2) + (5^3 - 5) + (3^3 - 3) = 150$。

8.2.2　本法的基本思想

若两组处理的效应相同,则每对变量差值的总体分布是以 0 为中位数的,即差值的总体中位数为 0。因此若 H_0 成立,则样本的正、负秩和应相近,即 T 值不会太大或太小。如果 T 太大或太小,超出附表 9 中按 α 水准所列的界值范围,则拒绝 H_0。

8.3　成组设计两样本比较的秩和检验

成组设计的两个样本比较,如果观察结果是不满足 t 检验条件的数值变量或是有序分类变量,则用两样本比较的秩和检验(Wilcoxon 秩和检验)。

8.3.1　方法步骤

【例 8.3】　某实验室观察在缺氧条件下猫和兔的生存时间,结果见表 8.2。试检验在缺氧条件下猫和兔的生存时间有无差别?

1)建立检验假设。

H_0:猫和兔在缺氧条件下生存时间总体分布相同;

H_1:猫和兔在缺氧条件下生存时间总体分布不同。

$\alpha = 0.05$。

2)求检验统计量 T 值。

编秩。先将两组数据分别由小到大排序,再将两组数据由小到大统一编秩。编秩时如遇有原始数据相同时,取其平均秩次。

求秩和。分别求两组秩和,当 $n_1 \neq n_2$ 时,以样本例数小者为 n_1,其秩和为 T。当 $n_1 = n_2$ 时,可任取一组的秩和为 T。本例 $n_1 = 8, n_2 = 12$,检验统计量 $T = 127.5$。

表 8.2　缺氧条件下猫和兔的生存时间

猫		兔	
生存时间/min	秩次	生存时间/min	秩次
25	9.5	14	1
34	13	15	2
44	15	16	3
46	16.5	17	4
46	16.5	19	5
48	18	21	6.5
49	19	21	6.5
50	20	23	8
		25	9.5
		28	11
		30	12
		35	14
$n_1 = 8$	$T_1 = 127.5$	$n_2 = 12$	$T_2 = 82.5$

3）确定 P 值和作出推断结论。

由 n_1, $n_2 - n_1$ 查附表 10，若 T 在 T_α 上、下界值范围外，或恰等于下界值（或上界值），则 $P \leqslant \alpha$；若 T 在 T_α 上、下界值范围内，则 $P > \alpha$。本例 $n_1 = 8$, $n_2 - n_1 = 4$, $T = 127.5$，查附表 10 得双侧 $P < 0.05$，按 $\alpha = 0.05$ 水准，拒绝 H_0，接受 H_1，差异有统计学意义。

结论：Wilcoxon 秩和检验结果表明，在缺氧条件下猫的生存时间较兔长（$T = 127.5, P < 0.05$）。

如果 n_1 或 $n_2 - n_1$ 超出附表 10 的范围，可用正态近似法即 u 检验，按式（8.3）计算 u 值。

$$u = \frac{|T - n_1(N+1)/2| - 0.5}{\sqrt{n_1 n_2 (N+1)/12}} \tag{8.3}$$

式中，$N = n_1 + n_2$，0.5 为连续性校正数。式（8.3）是在无相同秩次即无相同观察值的情况下使用，相同秩次较多时须按式（8.4）校正。

$$u_c = \frac{u}{\sqrt{c}} \tag{8.4}$$

式中，$c = 1 - \dfrac{\sum (t_j^3 - t_j)}{N^3 - N}$，$t_j$ 为第 j 个相同秩次的个数。

【例8.4】 某医院用复方石苇冲剂治疗老年性慢性支气管炎患者216例,疗效见表8.3第(2)(3)栏。问该药对此两型支气管炎疗效是否相同?

表8.3 某药治疗两型老年性慢性支气管炎疗效比较

疗效	人数			秩次范围	平均秩次	秩和	
	单纯型	喘息型	合计			单纯型	喘息型
(1)	(2)	(3)	(4)	(5)	(6)	(7)=(2)×(6)	(8)=(3)×(6)
控制	62	20	82	1~82	41.5	2573	830
显效	41	37	78	83~160	121.5	4981.5	4495.5
好转	14	16	30	161~190	175.5	2457	2808
无效	11	15	26	191~216	203.5	2238.5	3052.5
合计	128	88	216			$T_2=12250$	$T_1=11186$

1)建立检验假设。

H_0:两型支气管炎疗效总体分布相同;

H_1:两型支气管炎疗效总体分布不同。

$\alpha=0.05$。

2)求检验统计量 T 值。

编秩。本例为等级资料,先计算各等级的合计人数,见第(4)栏。再确定秩次范围,计算平均秩次。如"控制"组共82例,其秩次范围1~82,平均秩次为(1+82)/2=41.5。仿此得第(5)(6)栏。

求秩和 T。分别将第(6)栏乘以(2)、(3)栏人数,相加即得两组各自的秩和,见第(7)(8)栏。$n_1=88$,$n_2=128$,检验统计量 $T=11186$。由于 $n_1=88$,超过附表10的范围,可由公式(8.3)求 u 值。又由于此资料的相同秩次很多,须按式(8.4)作校正。

按式(8.3),$u=\dfrac{|11186-88\times(216+1)/2|-0.5}{\sqrt{128\times88\times(216+1)/12}}=3.628$

按式(8.4),$c=1-\dfrac{(82^3-82)+(78^3-78)+(30^3-30)+(26^3-26)}{216^3-216}$

$=0.8938$

$u_c=\dfrac{3.628}{\sqrt{0.8938}}=3.837$

3)确定 P 值和作出推断结论。

$u_c>2.58$,$P<0.01$,按 $\alpha=0.05$ 水准拒绝 H_0,接受 H_1,差异有统计学意义。

结论:Wilcoxon秩和检验结果表明,可以认为复方石苇冲剂治疗两型支气管炎的疗效有差别（$u_c = 3.84, P = 0.0001$）。

本例也可用 $R \times C$ 表 χ^2 检验，但在 χ^2 检验中，各等级的顺序任意排列所得 χ^2 值相同。但各级别有强弱之分，不能任意排列，只能从强到弱或从弱到强。因此，χ^2 检验没有考虑等级的强弱信息，而秩和检验考虑了这点，说明秩和检验更适合单向有序分类资料。

8.3.2 本法的基本思想

如果 H_0 成立，则当 n_1 与 n_2 确定后，样本量为 n_1 的样本的秩和 T 与其相应的理论秩和 $n_1(N+1)/2$ 一般相差不大；若相差悬殊，超出了附表 10 中按 α 水准所列的界值范围，说明随机抽得现有样本统计量 T 值的概率 P 小于 α，因而在 α 水准上拒绝 H_0。

8.4 成组设计多样本比较的秩和检验

成组设计的多个样本比较，如果观察结果是不满足方差分析条件的数值变量或是有序分类变量，则用多个样本比较的秩和检验（Kruskal-Wallis 法）。

【例 8.5】 某医生在研究再生障碍性贫血时，测得不同程度再生障碍性贫血患者血清中可溶性 CD_8 抗原水平（U/ml）见表 8.4 第（1）（3）（5）栏，问不同程度再生障碍性贫血患者血清中可溶性 CD_8 抗原水平有无差别？

表 8.4 不同程度再生障碍性贫血患者血清中可溶性 CD_8 抗原水平（单位：U/ml）

正常组 (1)	秩次 (2)	轻度组 (3)	秩次 (4)	重度组 (5)	秩次 (6)
42	1	448	9	562	11
51	2	555	10	631	15
98	3	585	12	653	16
141	4	620	13.5	712	17.5
141	5	712	17.5	762	21
318	6	753	19	843	22
382	7	758	20	849	24
408	8	845	23	896	25.5
620	13.5	896	25.5	901	27
R_i	49.5		149.5		179
n_i	9		9		9

1)建立检验假设。

H_0：三组血清中可溶性 CD_8 抗原水平总体分布相同；

H_1：三组血清中可溶性 CD_8 抗原水平总体分布不同或不全相同。

$\alpha = 0.05$。

2)计算检验统计量 H 值。

编秩。先将三组观察值分别由小到大排序，再统一编秩。遇有相同观察值时，若相同数据在不同组内，取其平均秩次，如第(1)(3)栏各有一个 620，均取原秩次 13 及 14 的平均秩次 13.5；若相同数据在同一组内，其秩次按位置顺序编号，如第(1)栏有两个 141，可不必计算平均秩次，但校正时仍视为相同秩次。

求秩和。将各组秩次相加(即 R_i)，下标 i 表示组序($i = 1, 2, 3, 4$)。

按式(8.5)计算统计量 H 值。

$$H = \frac{12}{N(N+1)} \sum \frac{R_i^2}{n_i} - 3(N+1) \tag{8.5}$$

式中，n_i 为各组例数，$N = \sum n_i$ 为总例数。

本例 $H = \frac{12}{27(27+1)} \left(\frac{49.5^2 + 149.5^2 + 179^2}{9} \right) - 3(27+1) = 16.250$

3)确定 P 值和作出推断结论。

若组数 $k = 3$，每组例数 $n_i \leqslant 9$，可查附表 11，H 界值表得出 P 值。若 $k \geqslant 3$，有 $n_i \geqslant 10$，则 H 近似服从 $\nu = k - 1$ 的 χ^2 分布。本例 $k = 3$，$n_1 = n_2 = n_3 = 9$，查附表 11 得 $P < 0.001$。按 $\alpha = 0.05$ 水准拒绝 H_0，接受 H_1，差异有统计学意义。

结论：Kruskal-Wallis 检验结果表明，不同程度再生障碍性贫血患者血清中可溶性 CD_8 抗原水平不同或不全相同($H = 16.25, P < 0.001$)。

当各样本相同秩次较多时，由式(8.5)计算所得的 H 值偏小，此时应按式(8.6)作 H 值的校正。

$$H_c = \frac{H}{c} \tag{8.6}$$

式中，$c = 1 - \dfrac{\sum (t_j^3 - t_j)}{N^3 - N}$。

【例 8.6】　某医院用三种复方制剂治疗慢性胃炎，数据见表 8.5 第(1)～(3)栏，试比较其疗效有无差异。

表8.5　三种复方制剂治疗慢性胃炎的疗效比较

疗效	例数			合计	秩次	平均	秩和		
	复方Ⅰ	复方Ⅱ	复方Ⅲ		范围	秩次	复方Ⅰ	复方Ⅱ	复方Ⅲ
	(1)	(2)	(3)	(4)	(5)	(6)	(7)=(1)×(6)	(8)=(2)×(6)	(9)=(3)×(6)
痊愈	42	5	6	53	1~53	27	1134	135	162
显效	186	17	20	223	54~276	165	30690	2805	3300
有效	75	36	26	137	277~413	345	25875	12420	8970
无效	50	42	31	123	414~536	475	23750	19950	14725
合计	353	100	83	536			81449	35310	27157

1)建立检验假设。

H_0:三种复方制剂治疗慢性胃炎的疗效总体分布相同；

H_1:三种复方制剂治疗慢性胃炎的疗效总体分布不同或不全相同。

$\alpha = 0.05$。

2)计算检验统计量 H 值。

编秩。编秩方法同前。先计算各等级的合计人数,见第(4)栏。再确定秩次范围,计算平均秩次。结果见表第(5)(6)栏。

求秩和 R_i。三个处理组的秩和计算即第(7)(8)(9)栏之合计。

按式(8.5)计算检验统计量 H。

$$H = \frac{12}{N(N+1)} \sum \frac{R_i^2}{n_i} - 3(N+1)$$

$$= \frac{12}{536(536+1)} \left(\frac{81449^2}{353} + \frac{35310^2}{100} + \frac{27157^2}{83} \right) - 3(536+1)$$

$$= 62.750$$

由于此资料的相同秩次很多,须按(8.6)式做校正。

$$c = 1 - \frac{\sum(t_j^3 - t_j)}{N^3 - N}$$

$$= 1 - \frac{(53^3 - 53) + (223^3 - 223) + (137^3 - 137) + (123^3 - 123)}{536^3 - 536}$$

$$= 0.8982$$

$$H_c = \frac{H}{c} = \frac{62.750}{0.8982} = 69.862$$

3)确定 P 值和作出推断结论。

本例 $k=3$, n_i 均大于9,已超出附表11的范围,故按 $\nu = k - 1 = 3 - 1 = 2$,查附

表 8 的 χ^2 界值表得 $P<0.005$。按 $\alpha=0.05$ 水准拒绝 H_0，接受 H_1，差异有统计学意义。

结论：Kruskal-Wallis 检验结果表明，三种复方制剂治疗慢性胃炎疗效不同或不全相同（$H_c=69.86, P<0.0001$）。

8.5 随机区组设计资料的秩和检验

随机区组设计资料多组间比较，如果观察结果不满足方差分析条件，或资料为有序变量，可用 Friedman 秩和检验。

【例 8.7】 24 只小鼠按不同窝别分为 8 组，随机分配到三种不同饲料组，喂养一定时间后，测得小鼠肝中铁的含量（$\mu g/g$），结果见表 8.6。问不同饲料对小鼠肝中铁的含量有无影响？

表 8.6 不同饲料组小鼠肝脏中铁的含量（单位：$\mu g/g$）

窝别（区组）	A	B	C
1	1.00(2)	0.96(1)	2.07(3)
2	1.01(1)	1.23(2)	3.72(3)
3	1.13(1)	1.54(2)	4.50(3)
4	1.14(1)	1.96(2)	4.90(3)
5	1.70(1)	2.94(2)	6.00(3)
6	2.01(1)	3.68(2)	6.84(3)
7	2.23(1)	5.59(2)	8.23(3)
8	2.63(1)	6.96(2)	10.33(3)
R_i	9	15	24

1）建立检验假设。

H_0：三组小鼠肝脏中铁的含量总体分布相同；

H_1：三组小鼠肝脏中铁的含量总体分布不同或不全相同。

$\alpha=0.05$。

2）计算检验统计量 M 值。

先在每一区组内将数据从小到大编秩（见括号内数字），如有相同数据，取平均秩次；再按处理组求各组秩和 $R_i, i=1,2,\cdots,k$。见表 8.6。

按式（8.7）计算检验统计量 M 值：

$$M=\frac{12}{bk(k+1)}\sum R_i^2-3b(k+1) \tag{8.7}$$

117

式中，b 为区组数，k 为处理组数。本例 $b=8$，$k=3$，代入公式(8.7)：

$$M = \frac{12}{8 \times 3(3+1)}(9^2 + 15^2 + 24^2) - 3 \times 8(3+1) = 14.25$$

3）确定 P 值和作出推断结论。

根据区组数 b 与处理组数 k 查附表12，区组设计多组比较的 Friedman 检验用 M 界值表得 P 值范围。本例 $b=8$，$k=3$，查表得：$M_{0.05} = 6.250$，$M_{0.01} = 9.000$，$P < 0.01$，按 $\alpha = 0.05$ 水准拒绝 H_0，接受 H_1，差异有统计学意义。

结论：Friedman 检验结果表明，三种不同饲料对小鼠肝脏中铁的含量影响不同或不全相同($M = 14.25$，$P < 0.01$)。

8.6   多样本资料的两两比较

当多个样本比较的秩和检验拒绝 H_0，认为各总体分布不同或不全相同时，常需进一步作两两比较的秩和检验，以推断哪两个总体分布不同，或哪两个总体分布相同。

8.6.1   成组设计资料的两两比较

成组设计的多组数值变量资料或等级资料，经 Kruskal-Wallis 检验，拒绝 H_0 后，需进一步作两两比较推断哪些总体分布不同。这里介绍扩展的 t 检验法，各组例数相等或不等时均适用。检验的方法步骤见例8.8。

【例8.8】   对例8.5资料作三个样本的两两比较。

1）建立检验假设。

H_0：任两组血清中可溶性 CD_8 抗原水平总体分布相同；

H_1：任两组血清中可溶性 CD_8 抗原水平总体分布不同。

$\alpha = 0.05$。

2）计算检验统计量。

$$t = \frac{|\bar{R}_A - \bar{R}_B|}{\sqrt{\dfrac{N(N+1)(N-1-H)}{12(N-k)}\left(\dfrac{1}{n_A} + \dfrac{1}{n_B}\right)}}, \quad \nu = N-k \tag{8.8}$$

式中，R_A 及 R_B 为两两对比组中任何两个对比组 A 及 B 的秩和，n_A 及 n_B 为相应的样本量，$\bar{R}_A$ 及 $\bar{R}_B$ 为相应的平均秩和，$\bar{R}_A = R_A/n_A$ 及 $\bar{R}_B = R_B/n_B$；k 为处理组数，N 为各处理组的总例数；H 为 H 检验中算得的统计量 H 值或 Hc 值；分母为 $\bar{R}_A - \bar{R}_B$ 的标准误。

本例 $k=3$，共有 3 个两两对比组，按表 8.4 下部资料求得各样本的平均秩次：$\bar{R}_1=5.5$，$\bar{R}_2=16.6$，$\bar{R}_3=19.9$。

表 8.7　表 8.4 资料的两两比较

对比组 A 与 B	样本量		平均秩次之差	t	P
	n_A	n_B	$\lvert \bar{R}_A-\bar{R}_B\rvert$		
(1)	(2)	(3)	(4)	(5)	(6)
1 与 2	9	9	11.1	4.654	0.0001
1 与 3	9	9	14.4	6.038	<0.0001
2 与 3	9	9	3.3	1.384	0.1791

表 8.7 中第（5）栏为按公式（8.8）计算的 t 值。本例 $N=27$，$k=3$，$H=16.250$，则 1 与 2 比较时的 t 值为：

$$t=\frac{11.1}{\sqrt{\dfrac{27(27+1)(27-1-16.250)}{12(27-3)}\left(\dfrac{1}{9}+\dfrac{1}{9}\right)}}=4.654$$

余同。结果见表 8.7。

3）确定 P 值并作出推断结论。

按表 8.7 第（5）栏 t 值及自由度 $\nu=N-k=27-3=24$，查附表 2 的 t 界值表得 P 值见上表第（6）栏。可见正常组与轻度再生障碍贫血患者、正常组与重度再生障碍贫血患者血清中可溶性 CD_8 抗原水平有差别，而轻度组与重度组间差别无统计学意义。

结论：扩展的 t 检验结果表明，正常组与轻度再生障碍贫血患者、正常组与重度再生障碍贫血患者血清中可溶性 CD_8 抗原水平有差别（$t=4.65$，$P=0.0001$；$t=6.04$，$P<0.001$）；尚不能认为轻度组与重度组间存在差别（$t=1.38$，$P=0.1791$）。

8.6.2　随机区组设计资料的两两比较

随机区组设计资料经 Friedman 检验拒绝 H_0，可进一步做两两组间比较，检验方法步骤如下。

【例 8.9】　对例 8.7 资料做两两比较。

1）建立检验假设。

H_0：任两组总体分布相同；

H_1：任两组总体分布不同。

$\alpha = 0.05$。

2）列出两两比较用表。

先将各组的秩和由小到大排列。

组号	1	2	3
组别	A	B	C
秩和	9	15	24

由此确定出两两对比组范围内包含的组数 a，同时求出各对比组秩和之差 $R_A - R_B$，列出表8.8。

表8.8　例8.7资料的两两比较

对比组 A 与 B	组数 a	两秩和之差 $R_A - R_B$	$q = \dfrac{(3)}{2.8284}$	P
(1)	(2)	(3)	(4)	(5)
1 与 2	2	6	2.121	> 0.05
1 与 3	3	15	5.303	< 0.01
2 与 3	2	9	3.182	< 0.05

3）计算检验统计量 q 值。

q 值计算公式为：

$$q = \frac{R_A - R_B}{\sqrt{\dfrac{bk(k+1)}{12}}} \tag{8.9}$$

式中，$R_A - R_B$ 为两对比组的秩和之差，分母为其标准误。

4）确定 P 值并作出推断结论。

以 a 和 $\nu = \infty$ 查附表5的 q 界值表得 P 值。有关结果见表8.8。按 $\alpha = 0.05$ 水准，可认为 A 组与 C 组、B 组与 C 组饲料对小鼠肝脏中铁的含量影响不同，但尚不能认为 A 组与 B 组间差异有统计学意义。

结论：q 检验结果表明，A 组与 C 组、B 组与 C 组饲料对小鼠肝脏中铁的含量影响不同（$q = 5.30$，$P < 0.01$；$q = 3.18$，$P < 0.05$）；尚不能认为 A 组与 B 组间存在差别（$q = 2.12$，$P > 0.05$）。

复习思考题

1. 非参数检验适用于哪些情况？

2. 两样本比较的秩和检验，当 $n_1 > 10$，$n_2 - n_1 > 10$ 时采用 u 检验，这时检验是属于参数检验还是非参数检验,为什么?

3. 有序分类资料可做哪些检验? 有何区别?

4. 某医生研究盐酸地尔硫卓缓释片治疗心绞痛的效果,观察结果见表8.9。试比较两组疗效有无差别?

表 8.9　两组治疗心绞痛疗效的比较

组别	显效	有效	无效	加重
缓释片组	62	18	5	3
普通片组	35	31	14	4

5. 比较表 8.10 中 8 例恶性滋养细胞肿瘤患者灌注治疗前后 HCG 值(pmol/L)有无差异?

表 8.10　肿瘤患者灌注治疗前后 HCG 值

病例号 (1)	治疗前 (2)	治疗后 (3)
1	1280000	210000
2	75500	3300
3	12450	22210
4	1500000	93
5	10000	12500
6	9700	1203
7	15588	4825
8	4223	914

6. 试分析表 8.11 中三种卵巢功能异常患者血清中促黄体素的含量(IU/L)有无差异?

表 8.11　卵巢功能异常患者血清中促黄体素的含量

卵巢发育不良	丘脑性闭经	垂体性闭经
44.10	6.71	4.59
42.50	3.32	2.75
40.50	4.59	11.14
38.31	1.67	5.98
35.76	10.51	1.90
35.12	9.45	2.10
33.60	1.74	9.45
31.38	10.21	10.86

7. 试根据表8.12资料分析针刺不同穴位的镇痛效果有无差别？

表8.12   针刺不同穴位的镇痛效果

镇痛效果	各穴位的观察频数		
	合谷	足三里	扶突
+	38	53	47
++	44	29	23
+++	12	28	19
++++	24	16	33

8. 慢性胃炎病人服用尿囊素铝片前后胃部疼痛次数见表8.13。问该药是否有减缓慢性胃炎病人胃部疼痛的作用？

表8.13   慢性胃炎病人服药前后胃部疼痛次数

患者编号	治疗前	治疗后二周	治疗后四周	治疗后六周
1	2	2	1	1
2	3	2	1	0
3	3	3	2	1
4	5	4	3	2
5	4	3	1	1
6	6	4	3	1

第9章 研究设计基础

9.1 研究设计的意义

9.1.1 研究设计的意义

在医学科学研究中,研究设计是必不可少的重要环节之一,它要求研究人员具有丰富的专业知识和统计学知识。一项研究成功与否,关键在于是否能够为了达到研究目的而设计出合理的研究方案。

医学研究设计是根据特定的研究目的,对一项医学科学研究的全过程,包括资料的搜集、整理和分析等,进行科学、有效和周密的计划和安排,从而保证研究工作顺利进行。

一份良好的研究设计,应该是专业设计和统计设计的有机结合。专业设计旨在保证研究课题的先进性和实用性,而统计设计的目的在于:用较少的人力、物力、时间等,得到较为可靠的结果;能合理地安排试验因素,提高研究质量和效率,有效地控制非实验误差,保证实验结果的可靠性和稳定性。

必须强调的是,没有良好的研究设计,就难以得到准确可靠的结果,而此时想利用统计方法来弥补实验设计中的不足,是不科学的而且是非常有害的。

9.1.2 研究的类型

医学科学研究通常分为两大类:调查(survey)和实验(experiment)。调查所观察的个体受许多环境条件的影响,它们处于没有人为干预的"自然状态"。如调查某地7岁男童的平均身高,研究人员只是测量该地所有男童的身高(总体),而没有对儿童施加任何"干预",此属全面调查;在更多情况下,我们常常从总体中抽取部分个体作为调查对象,这一过程称为抽样(sampling),而这些对象就构成了样本(sample),再根据调查的结果来推断总体的性质,称为抽样调查。

实验研究是将一组实验对象随机分配到两种或多种处理组,观察比较处理因素不同水平的效应(或结果)。例如要研究某强化食品对7岁儿童身高的影响,研究人员可将样本分为试验组和对照组,试验组服用强化食品,对照组服用非强化食品,一段时间后,比较两组儿童身高增长情况,此属实验研究。在实际工作中,习惯上将以人为对象的实验,称为试验(trial),如临床试验、现场干预试验等。

9.2 实验研究的特点

实验研究的特点是:1)研究者能人为设置处理因素;2)受试对象接受何种处理因素或水平是经随机分配而定的。因此实验研究与调查研究相比,能使相比较的组间具有较好的均衡性,即非处理因素对不同处理组的影响保持均衡,组间具有可比性,可以客观地评价处理因素的作用。3)实验研究设计能使多种实验因素包括在较少次数的实验中,更有效地控制误差,提高实验效率。

实验设计是关于实验研究的计划、方案(protocol)的制定,是实验研究极其重要的一个环节。良好的设计是顺利进行实验的先决条件,也是使实验研究获得预期结果的重要保证。

9.3 实验研究的基本要素

实验研究的目的是要阐明某些处理因素作用于受试对象后所产生的实验效应。实验研究的基本要素是处理因素(treatment factor)、受试对象(subject)和实验效应(treatment effect)。如用两种降压药治疗高血压病人,观察比较两组病人血压值的下降情况,试验所用的两种降压药为处理因素,高血压病人为受试对象,治疗前后血压值的变化值为实验效应。基本要素确定得正确与否,会直接影响实验结果。

9.3.1 处理因素

一般是指外加于受试对象,在实验中需要观察并阐明其效应的因素。包括物理因素、化学因素及生物因素。若一次实验中只研究一个因素对实验指标的影响,称为单因素实验;研究两个或多个因素对实验指标的影响,称为多因素实验。处理因素作用于受试对象的具体表现方式称为水平(level)。如:比较某药大、中、小 3个不同剂量的毒副作用,则药物是处理因素,而其剂量(大、中、小)是其 3 个水平。

有些研究,受试者本身的某些特征,如性别、年龄、疾病等,也可成为实验的处理因素。影响实验结果的因素很多,实验设计时应注意:

1)抓住实验中的主要因素

任何实验效应都是多种因素作用的结果,我们不可能也不必要把所知的一切有关因素都放在一个实验之中,只需抓主要的、关键性的某几个因素。一次实验涉及的处理因素不宜太多,否则会使分组增多,受试对象的例数增多,在实施过程中难以控制。但处理因素过少,又难以提高实验的广度和深度。因此需根据研究目的确定几个主要的、关键性的因素。

2)明确处理因素与非处理因素

处理因素是某项实验中所要阐明的因素,而参与实验对实验结果有一定影响的其他因素称非处理因素。非处理因素虽然不是研究因素,但可能会影响实验结果,产生混杂效应,所以影响效应的非处理因素又称混杂因素(confounding factor)。如在用两种降压药治疗高血压病人的试验中,非处理因素有年龄、病情严重程度等,不同的年龄、病情严重程度者降压效果不同。因此,设计时应明确非处理因素,并保证各组间的非处理因素均衡一致。

3)处理因素的标准化

处理因素标准化就是要求处理因素在整个实验过程中始终如一,保持不变。如在实验过程中实验药物的批次、剂量、疗程等应当一致,手术和操作规范、护理程序和内容也都应当自始至终保持恒定,对结果的测定方法应相同,否则将会影响结果的准确性。因此在设计时应做到使处理因素标准化,并制定出保证标准化的具体措施。

9.3.2　受试对象

受试对象(subject)是处理因素作用的客体。受试对象的选择在医学研究中十分重要,对实验结果有着极为重要的影响。实验研究按受试对象可分为动物实验和人体试验。

1)动物选择。研究课题不同对动物选择的要求也往往不同。动物选择除种类、品系外,动物个体的选择如年龄、性别、体重、窝别、营养状态等也应重视。如医学上要研究呕吐现象,一般采用猫作为实验对象,因为猫对呕吐反应最敏感,且其呕吐机理等方面与人类最接近。

2)人的选择。受试者可分为病人和健康人。病例选择最基本的要求是正确诊断,正确分期,符合伦理,并要求病人知情同意,依从性好。

医学研究一般是先进行动物实验,然后再过渡到人体试验。

9.3.3　实验效应

实验效应(treatment effect,或 experimental effect),是指受试对象接受实验处理后所出现的实验结果,通常由人或动物相应的各项指标来反映。一般对观察指标的要求为:

1）关联性

实验所选用的观察指标应与研究目的有本质的联系，这种联系即指标的关联性。它必须能够确切地反映处理因素的效应。

2）客观性

观察指标有主观(subjective)指标与客观(objective)指标之分。主观指标是由病人主诉自身感受或医生自己凭经验判断所得观察之结果；而客观指标则是借助仪器等手段进行测量来反映观察结果。客观指标易被接受，也易被他人重复，所以指标的客观性很重要。临床试验中，主观指标易受研究者和受试对象心理因素影响，例如"疼痛程度"这个指标虽然可用阈值表达，但它因医生抚慰而减轻，亦可随病人耐受性降低而加重。因此应尽量选用客观的、定量的指标。

3）准确性与精确性

准确性(veracity)与精确性(precision)是评价实验方法可靠性的两个重要指标。准确性是指测定值与真值的接近程度，此差值属系统误差(systematic error)，常用回收实验的回收率表示。准确性高，说明该方法系统误差小；精确性是指对某一受试对象重复测量某一指标，测定值与平均测定值的接近程度，其差值属随机误差(random error)，常用标准差或变异系数表示，精确性高，说明该方法重现性好。

其中，准确性是评价实验方法的首要指标，当实验方法存在系统误差时，即使精确性好，也不宜直接使用；同样，当实验方法精确性差时，其准确性也不会好。实验方法的准确性和精确性应控制在专业规定的容许范围内。

4）敏感性与特异性

敏感性(sensitivity)和特异性(specificity)是对所观察的对象、指标、方法或仪器而言的。在实验中，当研究因素的水平发生改变时，所观察的指标能反映实验的效应改变，称该指标是敏感的。同样受试对象、测量仪器及方法也应具有敏感性。某指标如果只对某处理因素显示实验效应，则称该指标对该因素是特异的。特异性高的指标，易于揭示事物的本质而不易受其他因素干扰。在临床诊断试验(diagnostic trial)中，敏感性表示某检验方法检出真阳性的能力，而特异性则表示其鉴别真阴性的能力。

实验的效应除了受实验因素的影响之外，还常常受到混杂因素（简称混杂，confounding）的影响。在实验过程的每个环节都有可能存在混杂。混杂因素的存在，往往会掩盖处理因素效应的真实情况。因此，对于混杂因素必须加以控制，这是研究人员在研究设计时必须考虑的问题。常见的控制方法有二：

其一，在实验设计阶段控制。① 将混杂因素作为一个实验条件加以控制，即把它控制在不起作用的水平上或使各组处于同一水平上。② 平衡法，如患者的病情严重程度常常是影响药物疗效判定的一个混杂因素，若试验组与对照组患者的病情严重程度分布是均衡的,则两者在病情严重程度这个因素上就是可比的。③转为实验因素,有时将明显的混杂因素就作为一个实验因素来对待。例如,年龄可能是一个混杂因素,此时,将年龄作为一个处理因素来对待。

其二,在资料分析阶段用统计学手段控制。在实验中无法控制的混杂因素,可先记录下来,在资料分析时采用统计学手段来调整。常用的统计分析方法有分层分析、协方差分析、多元回归分析等(具体参见有关统计专著)。

9.4 实验设计的基本原则

R. A. Fisher 在 1935 年出版的《实验设计》一书中,最早提出了实验设计应遵循的三个基本原则,即对照原则、随机化原则和重复原则。

9.4.1 对照(control)原则

实验效应除了受实验因素的影响外,常常还受到一些其他因素的影响。例如,在临床试验中,影响疾病预后的因素复杂多样,不同患者间,以及同一患者不同时期间都明显存在着差异,许多疾病与季节有关,有些是不治而愈或自行缓解的。因此,科研人员在实验科研设计时,一般都要求设立对照组,这是控制各种混杂因素的基本措施。设立对照的目的是衬托出处理因素的效应。对照组与试验组应满足"均衡"(balance)原则,即在设立对照时除给予的处理因素不同外,其他所有非处理因素应尽量一致,以减少或平衡非处理因素对结果的干扰和影响,便于正确地评价实验因素的效应。如 20 世纪 40 年代英国学者 A. B. Hill 采用临床对照试验的方法(randomized controlled trial,RCT)在当时几十种"抗痨药"中找到了抗结核病的特效药——链霉素,改变了当时人们对结核的传统看法。

在设计对照组时应考虑以下几方面:

1)受试对象基本条件要一致,各组实验对象具有同质性;

2)实验条件要一致,并贯穿在实验过程的自始至终。包括实验的环境条件和仪器设备条件等诸方面;

3)研究者或操作者对各组的操作、观察要求应一致,最好是同一人员;

4)各实验组应同期平行进行,不能先做一组,后做另一组。

考察实验组和对照组间是否满足均衡性,可采用 t 检验、χ^2 检验等方法对实验组与对照组受试对象的非处理因素的差别作均衡性检验。

在临床试验中,为避免病人心理影响,或医生对研究结果进行判断时的主观偏性,在不违背伦理时,常采用"双盲法"(double blind method),即受试对象和结果判定人员在试验实施阶段事先均不被告知研究对象属于哪个处理组。

对照组的设置方式较多,常根据研究目的和具体问题设定。

1)按时间来分,对照可分为历史对照、标准对照、同期对照。历史对照是以本人过去的研究结果或他人的研究结果作为对照,这种对照在使用时要特别注意资料的可比性,一般在实验研究不提倡使用;同期对照使用较多。标准对照是指以标准值或正常值作为对照,而不专门设对照组,实际上也属历史对照。

2)按实验对象来分,可分为配比对照、平行对照。配比对照是将性质相同或相近的个体逐对进行比较。以同一个体作为对照者称为自身对照,是配比对照的一个特殊情况。如药物治疗前与治疗后做比较,身体一侧做对照而另一侧做试验,同一份样品分别用两种方法测试等均属自身对照。平行对照,又称成组对照,是指处理因素的不同水平在不同对象身上实施,并在某些相关的实验条件下进行观察。

3)按对照组接受的处理不同来分,又可分为空白对照、实验对照和相互对照。空白对照是指不施加任何处理的"空白"条件下观察的对照;实验对照是指不施加处理因素而其余条件与试验组相同的对照;相互对照则指各实验组间互为对照,即对照组也施加了某种处理。

例如,欲观察赖氨酸对儿童生长发育的影响,以幼儿园某年龄组发育正常儿童为研究对象,可设立如下几组:

试验一组:课间食用强化赖氨酸的面包

试验二组:课间食用低剂量的赖氨酸面包

对照一组:课间食用普通面包

对照二组:不干预

这里,研究对象是幼儿园某年龄组发育正常儿童;研究因素是赖氨酸;效应是儿童生长发育的有关指标。而面包是对本研究有影响的非实验因素。相对于试验一组而言,对照一组为实验对照,对照二组为空白对照,试验二组为相互对照。

9.4.2　随机化(randomization)原则

随机化是统计分析的前提,也是避免主观因素干扰,控制非实验因素的一个重要手段。在实验对象的抽样、分组、实施过程中均应体现随机化。

1)抽样随机(random sampling)。每一个符合条件的实验对象参加实验的机会相同,即总体中每个个体有相同的机会被抽到样本中来。其目的是提高样本的代表性。

2)分组随机(random allocation)。每个实验对象分配到同一处理组的机会相同。例如,拟将 60 个实验对象分配到实验组和对照组,实验组为 40 个,对照组为 20 个,采用随机分组,每个对象进入实验组的概率均为 2/3。分组随机的目的是避免主观因素的干扰,使各对比组间在大量不可控制的非处理因素的分布方面尽量保持均衡一致,提高组间的可比性。

3)实验顺序随机(random experiment orders)。每个实验对象先后接受处理的机会相同。其目的是打破原来实验对象排列的系统性,以控制系统误差。

随机化的方法较多,日常生活中的抛硬币、骰子、抽签、抓阄,电视大奖赛中的摇号等都是随机化方法。在科学实验中,随机化是通过随机数(random number)实现的。获得随机数的方法一般有两种,即随机数字表(附表13、附表14)和计算机的随机数发生器。

需要强调的是"随机"不等于随便。

9.4.3　重复(replication)原则

重复是指各处理组例数(或实验次数)要有一定的数量,即要求有一定的样本量(sample size)。前面提到实验对象之间的变异总是存在的、不可避免的,因而在科学实验中常需要有足够的数量,以便提高结论的可靠性,避免将个别现象当作普遍现象。

由概率论可知,样本量越大,由样本计算出的频率或平均数等统计量就愈接近总体参数。那么,是不是样本量越大越好呢? 也不尽然,如果观察例数太多,工作量大,不仅造成浪费,而且实验条件难以控制,造成研究结果的可靠性差。从均数的标准误计算可知,标准误与样本量之平方根成反比,如果样本量扩大 100 倍,理论上标准误只缩小 10 倍。显然得不偿失。统计设计的任务之一就是正确估计样本量,既要使结论具有一定的可靠性,又不至于造成浪费。

研究中所需样本量与研究目的、观察指标的性质、个体间变异有关,还与假设检验的具体内容以及检验的Ⅰ型、Ⅱ型错误率、组间客观差异的大小有关,不同类型的设计对样本量也有影响。现以成组设计两样本均数和两样本率比较为例介绍样本量的估计。

1)两均数比较时样本量的估计

在某研究中欲比较试验组和对照组的均数。估计试验组的平均效应为 μ_1;又根据文献资料,对照组的平均效应为 μ_2;两组之差 $\delta = \mu_1 - \mu_2$ 已有实际意义。在研究中至少需要多大的样本量才能发现这种差别?

对应的检验假设为:

$$H_0: \mu_1 = \mu_2; \quad H_1: \mu_1 \neq \mu_2 。$$

两组样本量相等时,所需样本量由下式估计:

$$N = \frac{4(u_\alpha + u_{\beta(1)})^2 \sigma^2}{\delta^2} \tag{9.1}$$

式中，N 为两样本所需样本量之和，各组所需样本量相等，为 $n_1=n_2=N/2$；σ 为两总体标准差（或用估计值代替），一般假设两个方差相等，否则取加权平均（weighted average）。δ 为两均数之差值 $\mu_1-\mu_2$，u_α 是双侧尾部概率为 α 的标准正态分布的分位数，如当 $\alpha=0.05$ 时，$u_\alpha=1.960$；当 $\alpha=0.10$ 时，$u_\alpha=1.645$。$u_{\beta(1)}$ 为上侧尾部概率为 β 的标准正态分布的分位数，如当 $\beta=0.10$ 时，$u_{\beta(1)}=1.282$；$\beta=0.20$ 时，$u_{\beta(1)}=0.842$。

两组样本量不相等时，所需样本量由下式估计：

$$N=(\frac{1}{Q_1}+\frac{1}{Q_2})\frac{(u_\alpha+u_{\beta(1)})^2\sigma^2}{\delta^2} \tag{9.2}$$

式中，Q_1，Q_2 是两组样本量之占总样本量的比例，Q_1，$Q_2>0$，$Q_1+Q_2=1$。各组所需样本量分别为：$n_1=Q_1N$，$n_2=Q_2N$。显然，当其他条件不变，$Q_1=Q_2$ 时，即两组样本量相同时，所需总样本量最少，两组样本量相差越大，所需总样本量就越多。

【例 9.1】 为进一步观察蚓激酶对缺血性脑血管病患者纤溶系统的影响，拟进行扩大的临床试验。据文献报道，治疗 4 周后，试验组（109 例）的纤维蛋白原平均降低 0.52 ±1.23(g/L)，对照组 114 例平均降低 0.13 ±0.86(g/L)。试根据此结果，估计临床试验所需样本量。

首先计算合并方差：

$$s_c^2=\frac{(n_1-1)s_1^2+(n_2-1)s_2^2}{n_1+n_2-2}=\frac{108\times1.23^2+113\times0.86^2}{109+114-2}=1.1175$$

并作为 σ^2 的估计值。代入式（9.1），得：

$$N=\frac{4\times(1.96+1.282)^2\times1.1175}{(0.52-0.13)^2}=309$$

因此，各组所需样本量约为 155 例。

若按 3：1 进行临床试验，即试验组样本量占总样本量的 75%，对照组占 25%，则：

$$N=(\frac{1}{0.75}+\frac{1}{0.25})\frac{(1.96+1.282)^2\times1.1175}{(0.52-0.13)^2}=412$$

即试验组需要 309 例，对照组需要 103 例。

2）两个率比较时样本量的估计

某药物研究中欲比较试验组和对照组的有效率，估计试验组的有效率为 π_1；

又根据文献资料,对照组的有效率为 π_2;两有效率之差 $\pi_1 - \pi_2$ 已有临床意义(比如大于 20%)。在临床试验时,至少需要多大的样本量才能发现这种差别?

对应的检验假设为:

$$H_0:\pi_1 = \pi_2;\qquad H_1:\pi_1 \neq \pi_2。$$

可以根据公式(9.3)估计各组所需样本量:

$$n = \frac{\left[u_\alpha \sqrt{2\bar{p}(1-\bar{p})} + u_{\beta(1)}\sqrt{p_1(1-p_1) + p_2(1-p_2)}\right]^2}{\delta^2} \tag{9.3}$$

故总样本量为 $N = 2n$。 其中, $\bar{p} = (p_1 + p_2)/2, \delta = p_1 - p_2, \delta$ 为两率之差。

如果试验组和对照组样本量的比例为 Q_1 和 Q_2,则总样本量的估计公式为:

$$N = \frac{\left[u_\alpha \sqrt{2\bar{p}(1-\bar{p})} + u_{\beta(1)}\sqrt{Q_2 p_1(1-p_1) + Q_1 p_2(1-p_2)}\right]^2}{Q_1 Q_2 \delta^2} \tag{9.4}$$

其中, $\bar{p} = Q_1 p_1 + Q_2 p_2$。 此时,试验组样本量为 $n_1 = Q_1 N$,对照组样本量为 $n_2 = Q_2 N$。

由于对个体变异的估计可能存在误差,或其他方面的原因,实际工作中常用的样本量一般比估计值多 10%~20%。例如在新药临床试验中,考虑到受试对象的依从性,如果估计的样本量试验组与对照组各需 100 例,则实际按各组 120 例进行。

9.5　研究设计的常见类型

9.5.1　完全随机设计(completely randomized design)

1)基本概念。将实验对象用随机的方法分配到各个平行的处理组中,以进行实验观察;或分别从不同的总体中随机抽样进行对比观察的一种设计方法,称之为完全随机设计。这是一种单因素设计,因素水平可以是两个或多个。

2)随机化分组的方法。如前所述,用于随机化的工具可有多种,较为常用的是随机排列表,举例说明如下。

【例 9.2】　设有小白鼠 15 只,试用随机排列表将它们分成三组。

先将这批小白鼠编号为 M1,M2,…,M15,然后在随机排列表内(附表13)随意确定一行,如从附表13 第 9 行第一个数字开始,舍去 16~20,依横向抄录 1~15 的数字,它们依次录于动物号下面。按预选规定,将随机数字为 1~5 者分入 A 组、6~10 者分入 B 组、11~15 者分入 C 组,结果列入表 9.1 中。

表 9.1　15 只小白鼠随机化分组情况

	M1	M2	M3	M4	M5	M6	M7	M8	M9	M10	M11	M12	M13	M14	M15
随机数字	3	6	14	13	10	5	1	9	12	11	15	7	8	4	2
归组	A	B	C	C	B	A	A	B	C	C	C	B	B	A	A

最后各组内小鼠的编号为：

A 组：M1　　　M6　　　M7　　　M14　　　M15

B 组：M2　　　M5　　　M8　　　M12　　　M13

C 组：M3　　　M4　　　M9　　　M10　　　M11

3）优缺点。本设计方法简单、灵活、易理解,处理数以及重复数都不受限制,这样可以充分利用全部试验单元;统计分析也较简单;样本例数的估计较方便;如果某个实验对象发生意外,信息损失小于其他设计,对数据的处理影响不大。由于本设计各处理组非实验因素单纯靠随机化的办法来进行平衡,缺乏有效的控制,因而其实验误差往往偏高,精度较低。所以该设计一般只用于实验对象同质性较好的实验,当实验对象的变异较大时,不宜使用这种设计。

9.5.2　配对设计(paired design)

1）基本概念。当个体间变异较大时,将那些个体差异较小的研究对象配成若干对子,每对中的两个对象差异较小,并用随机的办法分配给相应的试验组和对照组。这些配对条件保证了非实验因素对处理组和对照组的干扰尽可能相同或相近,以达到降低实验误差之目的,从而提高了检验效能。

动物实验中,常将同种属、同窝别、同性别等组成对子,再用随机化的方法将每对动物分配到实验组和对照组中去;临床试验中,常将性别、职业相同,年龄相仿,病情、病型(期)等相近的两个病人配成对子,再用随机化方法将每对受试对象分配到试验组和对照组中去。

2）随机化分组方法

【例 9.3】　若有 16 只大白兔,已按性别相同、体重相近等条件配成 8 对,试将这 8 对兔子随机分至甲乙两组之中。

先将这 16 只兔子编号,第一对兔子中的第一只编为 1.1,第二只编为 1.2,余类推;再从附表 13 中任意指定一行,譬如说第 2 行,舍去 9～20 数字,横向抄录 8 个随机数字于兔子编号下方,并规定遇奇数取甲乙顺序,遇偶数取乙甲顺序。结果列入表 9.2 中。

表 9.2　8 对大白兔随机分入甲乙两组

	1.1	1.2	2.1	2.2	3.1	3.2	4.1	4.2	5.1	5.2	6.1	6.2	7.1	7.2	8.1	8.2
随机数字	4		5		7		1		8		2		3		6	
归组	乙	甲	甲	乙	甲	乙	甲	乙	乙	甲	乙	甲	甲	乙	乙	甲

这样两组大白兔的分配情况如下：

　　甲组：1.2　2.1　3.1　4.1　5.2　6.2　7.1　8.2

　　乙组：1.1　2.2　3.2　4.2　5.1　6.1　7.2　8.1

3)优缺点。配对设计除降低实验误差,提高实验的精确度外,它还可以扩展到空间、时间诸方面。如同一对象实验前后(或治疗前后)进行比较,如糖尿病人注射胰岛素前后的血糖浓度变化,属自身配对(前后对照)。但两次测定的时间不能相隔太久,否则可能由于时间因素的影响而不符合配对的定义;再如结核病人痰培养,同一病人的痰可用甲乙两种方法来进行,也属自身配对(同时对照)。在实际工作中,配对条件不能过多、过严,否则,按照要求将实验对象难以配成对子,尤其是在临床试验中。

9.5.3　随机区组设计(randomized block design)

1)基本概念。本设计首先是在农业试验中提出来的,认为小麦的产量不仅受其品种(处理)的影响,还受田块(block,区组)的影响。因此,将每个田块再分成几个单元(unit),每个单元所受的处理(即不同品种的小麦)是随机的,这样的设计既可分析处理的作用,也可分析田块的影响,提高了试验效率。

　　应用到医学领域的科学实验,如将相同特征的小白鼠(同窝、同性别、同体重等)按处理数的多少(比如是 k 个)归为一个区组(block)。至于同一区组内每个小鼠(unit)接受何种处理,则是随机的。可见,本设计是配对设计的一种扩展,当 k 为 2 时,本设计就是配对设计。如临床试验中,同一批研究对象除了治疗前后测定了某指标外,在治疗过程中还测定了该指标,该设计从自身配对设计扩展为区组设计,一个对象即是一个区组。随机区组设计也称为配伍组设计。

　　2)设计方法。首先设置"区组",将性质相同或相近的实验对象归为一个区组,每个区组的例数等于处理组数;在区组内随机化,即各区组内的实验对象用随机化的方法,决定它们被分到哪一个处理组中。

　　【例 9.4】　现假设已按动物的基本特征设置好了 6 个区组,每个区组各有 4 个动物,如何进行随机化分组?

　　首先将第一区组的动物编号为 M1,M2,M3,M4,第二区组的动物编号为

M5，M6，M7，M8，……，第六区组的动物编号为 M21，M22，M23，M24。然后查附表 13 随机排列表，随机指定第 4～9 行，共 6 行，每行只取随机数 1～4，其余数舍去，依次对应于各区组的受试动物，预选规定随机数字为 1 分入 A 组，为 2 分入 B 组，为 3 分入 C 组，为 4 分入 D 组。分配结果如表 9.3。

表 9.3　24 个动物区组内随机化分配结果

区组	动物编号				随机数字				各区组动物分配			
									A 组	B 组	C 组	D 组
1	M1	M2	M3	M4	2	1	4	3	M2	M1	M4	M3
2	M5	M6	M7	M8	4	2	3	1	M8	M6	M7	M5
3	M9	M10	M11	M12	4	1	2	3	M10	M11	M12	M9
4	M13	M14	M15	M16	1	3	4	2	M13	M16	M14	M15
5	M17	M18	M19	M20	2	4	3	1	M20	M17	M19	M18
6	M21	M22	M23	M24	3	1	4	2	M22	M24	M21	M23

3）优缺点。随机区组设计在统计分析时有一个假定，即区组与处理组间无交互作用，故不能分析交互作用。一般说来，本设计因为误差减低，均衡性得以提高，可以提高效率，统计分析也较简单。这种设计的主要缺点，是一个区组内的观察对象发生意外，整个区组只好放弃或者不得已而采取缺项估计。

9.6　常见的抽样方法

抽样调查（sampling survey）是用某种抽样方法从总体中抽取一定数量的对象组成样本，它与全面调查（overall survey）或普查（census）相比省时、省力，费用较少，并可获得较为深入细致和准确的资料。有些医学研究问题只能做抽样调查而不能进行全面调查，例如，某批次食品的检查，某药物的疗效等。

常用的基本随机抽样方法有 4 种，即单纯随机抽样、系统抽样、分层抽样和整群抽样。分述如下。

9.6.1　单纯随机抽样（simple random sampling）

1）抽样方法。将总体内的全部观察单位编上号码，再用随机数字表或计算机随机数函数按要求产生若干随机数，根据随机数的大小进行抽样。这种抽样方法使得总体内每个个体被选入样本的概率是相等的。

【例 9.5】　欲了解某乡村居民钩虫感染率情况，该村共有居民 2000 人，试用单纯随机抽样方法抽取样本例数 100 人作为样本。

先将全村居民编号为 $1, 2, \cdots, 2000$；用计算机为每个人产生一个随机数，共 2000 个随机数。每个随机数都是大于 0 小于 1 的数据，将这 2000 个随机数按从小到大的顺序排列，前 100 个数字对应编号的居民就组成了相应的样本。

2）优缺点。单纯随机抽样的优点是当总体内观察单位数与样本例数都不大时比较容易实施，均数（或率）及其标准误的计算也较简便。但这种方法在总体含量较大时，实际上难以采用。因为编号、抽样、调查的实施等都有许多实际困难。

3）适用范围。这种抽样方法只适用于总体内个体间变异较小的小型调查。后述内容中凡未特别指出，一般都是单纯随机抽样。同时这种抽样也是其他抽样方法的基础。

9.6.2 系统抽样(systematic sampling)

1）抽样方法。系统抽样又称为等间隔抽样或机械抽样。首先必须确定总体的范围和样本例数 n，将总体等分为 n 份，每一份 k 个个体，再从第一份中随机抽取第 r 号个体，然后依次等间隔地从每份中均抽第 r 个观察单位组成样本。

【例 9.6】 欲了解某小学学生肠道蛔虫感染情况，要求检查学生大便蛔虫卵试验的阳性率，该校有学生 1200 人，试按系统抽样法抽取一例数为 120 人的样本。

此例中总体例数为 $N=1200$，样本例数 $n=120$，抽样间隔 $k=N/n=10$，先将该校所有学生依次编号为 1 到 1200，再在 $1\sim10$ 之间确定一个随机数，比如为 6，于是，学生编号尾数为 6 者入选，即编号为 $6, 16, 26, \cdots, 1196$ 者组成样本，其样本量为 120。

2）优缺点。系统抽样的优点是：易于理解，简便易行，容易得到一个按比例分配的样本。在一般情况下，其抽样误差小于单纯随机抽样。缺点是：当总体内观察单位按顺序有周期性或呈单调递增（或递减）趋势时，系统抽样将产生明显的偏性。当对总体的排列缺乏了解时，难以选择合适的统计方法来估计其抽样误差。在实际工作中，常按单纯随机抽样来处理。

3）适用范围。事先对总体内的个体分布有所了解，并且该分布就是随机的，这样才能最恰当地应用系统抽样；在多阶段抽样（见其他统计专著）中，可用于后阶段的抽样。

9.6.3 分层抽样(stratified sampling)

1）方法。在抽样过程中，将总体按某种特征划分为若干个组别、类型或区域等次级总体(sub-population)，统计中称之为层(stratum)，分别从每层内独立抽取一个随机样本，再合成为总体的一个样本，这种方法称之为分层随机抽样。每层具体抽样方法可用单纯随机抽样或系统抽样。分层的原则是层内变异尽可能小，而层间变异可以较大。

一般说来,分层可以提高样本的估计精度。各层可用相同的抽样比例,即从各层抽取的样本单元数 n_i 与各层大小 N_i 成比例,这种按比例在各层中抽样的方法,称为比例分配(proportional allocation)。若总的样本例数为 n,各层的样本例数应为:

$$n_i = n(N_i/N) \tag{9.5}$$

也可用不同的抽样比,当总的样本例数定为 n 时,既考虑到层的大小 (N_i),又考虑到各层内的变异大小(如 σ_i),则各层的样本例数可按式(9.6)或式(9.7)计算,即可获得样本均数或率的最小抽样误差,这种分配样本方法称为最优分配(optimum allocation)。

$$n_i = n \frac{N_i\sigma_i}{\sum N_i\sigma_i} \tag{9.6}$$

$$n_i = n \frac{N_i\sqrt{\pi_i(1-\pi_i)}}{\sum N_i\sqrt{\pi_i(1-\pi_i)}} \tag{9.7}$$

在式(9.5)、式(9.6)和式(9.7)中,N 表示总体例数;N_i 表示总体中第 i 层例数;n 表示样本例数;n_i 为第 i 层的样本例数;σ_i 表示总体第 i 层的标准差(参数);π_i 表示总体第 i 层的率(参数)。

在实际工作中第 i 层总体的参数一般根据以往的经验,文献资料或预调查来估计,但更多的时候是未知的或难以估计的,故最优分配的一般原则是:从内部变异小的层少抽些单元,而从变异大的层则多抽些;从调查费用少的层多抽些,从费用多的层则少抽些。

2)优点。分层抽样的优点是:① 由于分层后各层内的个体同质性增加,使得抽样误差小于其他方法;② 便于对各层进行独立分析,并可作相互比较;③ 由于各层特点不同,可对各层采用不同的抽样方法。缺点是:① 对抽样框(即包括所有抽样单位的层次结构和列表)的要求较高,必须有分层的辅助信息;② 收集或编制抽样框的费用比较高;③ 若分层变量与研究指标无关,效率可能降低;④ 均数(或率)及其标准误的计算比简单随机抽样复杂。

3)适用范围。分层抽样适合于对总体内各层的个体情况有所了解且层内变异小而层间变异大的情形,此时估计误差相对较小。

9.6.4 整群抽样(cluster sampling)

1)方法。该抽样是以个体自然集结的或人为划分的群体(例如家庭、街道、乡、村、工厂、学校、连队等)作为抽样单元,总体中含有 K 个群,从中用随机化的方法抽取 k 个群,抽中的 k 个群体内所有个体构成调查样本。这里的群体可以是本来就存在的集体单位或地理的、行政的区域,也可以是为了便于调查而特意划分的。

例如,调查某县血吸虫感染率,以该县的自然村为基本抽样单元(共 300 个村),从中按完全随机抽样抽取 30 个村,然后对抽中的 30 个村的居民全部进行调查。

2)优缺点。整群抽样应用于大人群调查时,其优点很明显;易为群众接受,节省人力、物力、时间等;整群抽样中,若群间差异越小,抽取的"群"越多,则抽样误差越小。但在样本例数给定时,统计学效能不如单纯随机抽样高。如果群间的变异较大,调查少数几个群,则对总体的代表性就较差。

3)适用范围。整群抽样适用于群内变异大而群间变异小的总体。

9.6.5 多阶段抽样(multi-stage sampling)

上述 4 种方法是基本抽样方法。实际工作中常将它们结合起来使用,采用多阶段抽样。

1)方法。从总体中先抽取范围较大的单元,称为一级单元(例如县、区),再从每个抽中的一级单元中抽取范围较小的单元,称为二级单元(例如乡、街道),还可以从抽中的二级单元中再抽取范围更小的三级单元(如村、居委会),甚至更小的单元。各级抽样可结合使用不同的抽样方法(单纯随机、系统、整群、分层等)。最简单的情形是二阶段抽样(two-stage sampling)。

2)优缺点及适用范围。大规模调查常采用多阶段抽样,并且可按行政区域逐级进行,便于组织实施,故在实际工作中应用较多。但由于多阶段抽样的设计变化甚多,其统计量的计算亦随之而异,故其计算较为复杂(参见有关统计专著)。

复习思考题

1. 实验研究的基本要素是什么? 它们间的关系如何?

2. 医学研究中为什么要设立对照? 对照有哪些形式?

3. 配对设计中实验对象经配对后,分组时为何仍需随机化?

4. 样本量的确定与哪些因素有关?

5. 常用的抽样方法有哪些,各适用于什么场合,其优缺点是什么?

6. 用三种可疑化学致癌物对小鼠进行"三致"试验,每组拟用 6 只小白鼠,共 18 只小白鼠,试将其随机分入各组。

7. 何谓分层抽样的最优分配? 在实际工作中如何实现?

8. 举例说明多阶段抽样。

第10章 统计方法的综合运用

前面几章介绍了医学统计学的基本概念,常用的基本统计方法,以及研究设计的基本知识。为了使大家在实际工作中正确运用已学到的知识,本章对全书的内容作归纳总结,并结合实例分析,介绍如何综合运用已学过的统计方法。

必须强调,正确运用统计方法的前提是掌握统计学的基本概念与进行良好的研究设计。其中基本概念又是重中之重。基本概念的错误理解,研究设计存在缺陷,即使用高级的计算机和复杂的统计方法分析数据,也只能得出错误的结论。没有系统学习过医学统计学的实际工作者往往认为统计分析是在实验或调查完成后才考虑的问题,这是十分错误的。我们必须记住基本概念、研究设计与统计分析是医学统计学中既相互独立又紧密相连的三个板块。其中基本概念是整个统计学的基础,研究设计是关键,统计分析是实际运用。有了正确的基本概念作为铺垫,才会有良好的研究设计,而良好的研究设计是顺利进行试验(或调查)和收集数据并指导最终进行统计分析的先决条件。所以希望通过事后运用统计方法来弥补研究设计上的缺陷是不可能的,也是有害的。

10.1 统计学设计及统计方法的选择

在制定研究方案时,专业人员应当和统计研究人员共同商讨,从专业和统计学两方面进行设计以完成研究方案。统计学设计要求统计研究人员,根据研究目的确定研究因素,选择观察指标,估计样本量,拟定研究的实施步骤及数据收集、整理和分析的计划,以达到用最少的人力、物力和时间,获得较为可靠的结论。由此可见,统计方法的选择依赖于研究方案中的统计学设计。以下我们举几个例子加以说明。

【实例一】 某医师将20名失眠患者随机等分为两组,一组服用安眠药,另一组服用安慰剂,研究者要评价该安眠药的催眠效果,失眠患者治疗前后的睡眠时间及其差值结果见表10.1。试做统计分析。

表 10.1　失眠患者服药前后的睡眠时间(单位:小时)

安眠药组				安慰剂组			
序号 (1)	前 (2)	后 (3)	差数 (4)=(3)-(2)	序号 (1)	前 (2)	后 (3)	差数 (4)=(3)-(2)
1	3.5	4.7	1.2	1	2.4	3.8	1.4
2	3.2	5.6	2.4	2	2.8	5.1	2.3
3	4.3	5.6	1.3	3	3.2	4.5	1.3
4	2.5	3.5	1.0	4	4.0	5.2	1.2
5	3.8	5.6	1.8	5	3.9	6.0	2.1
6	3.7	4.6	0.9	6	2.6	3.9	1.3
7	3.0	5.2	2.2	7	2.9	5.3	2.4
8	4.1	5.3	1.2	8	3.4	4.2	0.8
9	2.8	4.0	1.2	9	3.8	5.4	1.6
10	3.6	6.1	2.5	10	4.2	6.2	2.0

　　分析思路:首先,应当分析其研究目的。显然,该研究的目的是观察安眠药是否有催眠效果。其次,分析一下主要观察指标及其测得值的数据类型是什么。根据专业知识可知,主要观察指标是睡眠时间的改变。从统计学观点看,观察指标是时间,是测量值,属于数值变量资料。这里值得注意的是,失眠患者分为两组虽然是由随机分组决定,但疗前的同质性仍是一个不容忽视的问题,因此,要考察安眠药是否有催眠效果,可按以下三个步骤进行:

　　1)疗前两组同质性比较,以说明两组是否可比。可将疗前两组的资料作为数值变量资料,采用成组设计的 t 检验。

　　2)分别考察试验组和对照组治疗前后睡眠时间的改变是否有统计学意义。对两组分别采用自身对照方法,将治疗前后的睡眠时间配成一对,采用配对设计的 t 检验。

　　3)比较两组的催眠效果的差别是否有统计学意义。可将两组治疗前后睡眠时间的差值视为数值变量资料,采用成组设计的 t 检验,并估计差值总体均数的可信区间。

　　按上述分析思路对本例资料进行分析,结果见表 10.2。

表 10.2　两组药物治疗失眠效果的比较（$\bar{X} \pm s$）（单位：小时）

组别	例数	疗前	疗后	差值	疗前比较		组内疗效		组间疗效比较	
					t	P	t	P	t	P
安眠药组	10	3.45 ±0.57	5.02 ±0.81	1.57 ±0.60	0.481	0.637	8.248	<0.001	0.276	0.786
安慰剂组	10	3.32 ±0.64	4.96 ±0.83	1.64 ±0.53			9.745	<0.001		

两组治疗前后差值之差的总体均数区间估计：

$$\bar{X}_1 = 1.57, \quad s_1^2 = 0.60^2, \quad \bar{X}_2 = 1.64, \quad s_2^2 = 0.53^2$$

$$s_c^2 = \frac{9 \times 0.60^2 + 9 \times 0.53^2}{10 + 10 - 2} = 0.32045$$

$$s_{\bar{X}_1 - \bar{X}_2} = \sqrt{s_c^2 \times \left(\frac{1}{n_1} + \frac{1}{n_2}\right)} = \sqrt{0.32045 \times \left(\frac{1}{10} + \frac{1}{10}\right)} = 0.2532$$

按自由度 $\nu = n_1 + n_2 - 2 = 10 + 10 - 2 = 18$，查附表 2 的 t 界值表：$t_{0.05,18} = 2.101$，则两组均数之差的 95% 可信区间为：

$$(1.57 - 1.64) \pm 2.101 \times 0.2532 = -0.602 \sim 0.462$$

综合分析结论：服药前两组具有可比性（$t = 0.48, P = 0.6365$）；服用安眠药和安慰剂均有延长睡眠时间的效果（$t = 8.25, P < 0.0001$；$t = 9.75, P < 0.0001$）；但服用安眠药与服用安慰剂平均延长的睡眠时间差别无统计学意义（$t = 0.28, P = 0.7860$）。即安眠药无效。

需要注意的是，本例分析中的三个步骤是环环相扣的。第 2）步是建立在第 1）步的结果显示两组疗前"基线"差别没有统计学意义的基础上的（如果疗前基线差别有统计学意义，则需采用其他统计方法修正，可参阅相关专著）；而第 3）是建立在第 2）步两组治疗前后睡眠时间的改变均有统计学意义的基础上的。如果第 2）步中两组用药前后组内比较均无统计学意义，或者一组有统计学意义而另一组无统计学意义，则无须进行第 3）步分析。

在多组均数比较的方差分析中，也存在问题解决的逻辑顺序，只有当方差分析的结果拒绝了 H_0，才有必要进行均数间的两两比较。参见实例五。

【实例二】 某医药公司研发的一种治疗急性脑梗死的国家一类新药Ⅱ期临床试验，采用多中心、随机、双盲、合并基础治疗的 2：1 安慰剂平行对照。主要观察指标神经功能缺损情况的评价采用欧洲脑卒中评分量表（ESS）的评分。以增分率来判断疗效等级：增分率＞85% 为基本痊愈；45%＜增分率≤85% 为显著进步；15%＜增分率≤45% 为进步；增分率≤15% 为无效。其中，增分率（%）=（治疗后 ESS 评分－治疗前 ESS 评分）/治疗前 ESS 评分。共 198 例（其中试验药 132 例，安慰剂 66 例),经 2 周治疗后,按 ESS 的评分的增分率将疗效划分为四个等级,结果见表 10.3。试做统计分析。

表 10.3 两种药物治疗急性脑梗死的疗效比较

组别	例数	基本痊愈	显著进步	进步	无效	秩和检验		总有效率/%	χ^2 检验	
						u_C	P		χ^2	P
试验药	132	18	58	32	24	2.981	0.003	57.58	6.831	0.009
安慰剂	66	2	23	21	20			37.88		

分析思路:治疗前后 ESS 评分是定量值,属于定量资料,第一步是结合专业将这些定量值转换为等级资料:疗效等级,并用秩和检验比较两组疗效等级;第二步将等级资料转化为定性资料:有效率(基本痊愈和显著进步二者合并为有效,进步与无效合并为无效),并选用四格表资料 χ^2 检验比较两组的有效率。

两组疗效等级分布比较的秩和检验结果:$u_C = 2.98$,$P = 0.0029$。说明两组疗效等级分布差别有统计学意义。两组总有效率比较结果为:$\chi^2 = 6.83$,$P = 0.0090$,两组总有效率差别亦有统计学意义。进一步估计两组总体有效率之差的可信区间:

$$p_1 = 0.5758,\ p_2 = 0.3788,\ p_1 - p_2 = 0.1970$$

$$s_{p_1 - p_2} = \sqrt{\frac{0.5758(1 - 0.5758)}{132} + \frac{0.3788(1 - 0.3788)}{66}} = 0.0736$$

两组总体率之差的 95%CI 为:$0.1970 \pm 1.96 \times 0.0736 = (0.0527, 0.3413)$。

综合分析结论:试验药和安慰剂疗效等级比较差别有统计学意义($u_C = 2.981$,$P = 0.003$)。两药总有效率差别亦有统计学意义($\chi^2 = 6.83$,$P = 0.009$),试验药总有效率比安慰剂高 19.70%(95%CI:5.27%~34.13%)。

【实例三】 某地方病研究中,用两种食物配方饲养大白鼠,测量其固定部位的心肌切片坏死面积,并以显微镜下占有格子数表达其严重程度,结果见表 10.4。试分析二组间的差异。

分析思路:1)将心肌坏死面积的格子数视为定量资料,采用成组设计的 t 检验比较组间差别。但由资料的分布特征(图 10.1)可见:甲乙两组中均有较多的"0"(甲组有 10 个"0",乙组有 15 个"0"),两组观察值的分布均呈明显偏态(L 形),且方差不齐,不符合 t 检验之应用条件。即使用变量变换的方法也难以满足正态性的要求。

表 10.4　用两种食物配方作大白鼠实验之结果（心肌坏死面积的格子数）

	甲组		乙组	
心肌坏死面积	0	1.0	0	0
（格子数）	0	1.6	0	0.2
	0	2.2	0	0.2
	0	2.6	0	0.2
	0	3.3	0	0.3
	0	4.3	0	0.4
	0	5.1	0	0.4
	0	5.4	0	0.9
	0	5.5	0	0.9
	0	6.1	0	1.3
	0.2	6.2	0	1.7
	0.3	9.7	0	2.8
	0.4	13.8	0	7.4
	0.4	36.0	0	13.0
	0.6			

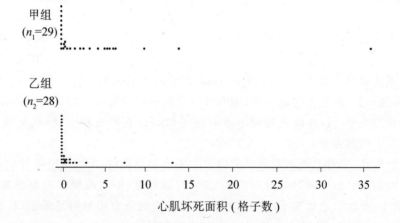

图 10.1　表 10.4 资料的两组数据分布

2）将定量资料转化为定性资料，整理成表 10.5，比较两组心肌坏死率。但是表 10.5 只考虑有无心肌坏死，而忽略了有心肌坏死者的严重程度的信息，信息损失较大,必然降低检验效能。

3）将表 10.4 资料视为等级资料,采用 Wilcoxon 秩和检验比较两组心肌坏死严重程度的等级分布。

具体分析步骤如下:

1）定量分析

$$n_1 = 29, \qquad \bar{X}_1 = 3.61, \qquad s_1 = 7.09$$

$$n_2 = 28, \qquad \bar{X}_2 = 1.06, \qquad s_2 = 2.77, \qquad s_{\bar{X}_1 - \bar{X}_2} = 1.42$$

$$t = 1.80, \qquad \nu = 55, \qquad P = 0.080$$

定量分析结果显示:两组心肌坏死面积差别无统计学意义。

2）定性分析

表 10.5　表 10.4 资料的定性表达结果

组别	无心肌坏死	有心肌坏死	心肌坏死率/%
甲组	10	19	65.52
乙组	15	13	46.43
合计	25	32	56.14

表 10.5 中心肌坏死率,服从二项分布,属于分类数据,可作四格表资料 χ^2 检验:$\chi^2 = 2.11, P = 0.1465$。

定性分析结果显示:两组心肌坏死率差异亦无统计学意义。

3）等级比较

采用 8.3 节中介绍的成组设计两样本比较的秩和检验方法作两组等级分布的比较分析。结果显示:$u_C = 2.12, P = 0.0341$。 说明两组心肌坏死严重程度的等级分布差别有统计学意义。

结论:Wilcoxon 秩和检验结果表明,两组心肌坏死严重程度的等级分布有差别($u_C = 2.12, P = 0.0341$),结合实例,可见甲组心肌坏死程度较严重。

本例的分析显示:定量分析与定性分析结果无统计学意义,而等级比较有统计学意义,是由于该资料不符合 t 检验的应用条件,定性结果提供的信息又损失严重的缘故。所以不能笼统地说:"对于定量资料,t 检验的检验效能比秩和检验高",任何统计分析方法只有在其适用范围内优势才会体现出来。

实例二和实例三均涉及资料类型的转换。在资料类型转换的过程中,需注意以下两点:

1）资料类型的转换只能按"定量资料 → 等级资料 → 定性资料"方向进行,不能反向进行,事实上也做不到。

2) 资料类型的转换过程是一个信息递减的过程,只会损失信息,不会增加信息。考虑到这一点,在实际进行资料转换的分析中,应列出各个环节的分析结果,以便于比较、权衡。

【实例四】 对一组胃癌病人先后用两种泌酸刺激剂,然后分别测定其最大酸排量(mEq/h,毫当量数/小时),以分析两种药物的效果,见表 10.6。

表 10.6　胃癌病人先后用两种泌酸药后胃的最大酸排量(单位:mEq/h)

病例号	加大组织胺	五肽胃泌素	差值	病例号	加大组织胺	五肽胃泌素	差值
	X	Y	$d = X - Y$		X	Y	$d = X - Y$
1	10.51	8.84	1.67	12	14.56	12.49	2.07
2	12.05	10.49	1.56	13	9.46	8.04	1.42
3	22.26	20.28	1.98	14	11.20	9.44	1.76
4	3.11	1.78	1.33	15	16.53	14.12	2.41
5	2.03	1.76	0.27	16	8.05	6.67	1.38
6	4.61	3.85	0.76	17	4.54	3.87	0.67
7	1.23	0.91	0.32	18	9.22	7.93	1.29
8	2.53	2.04	0.49	19	6.08	4.92	1.16
9	3.96	2.99	0.97	20	8.65	7.52	1.13
10	4.68	3.92	0.76	21	13.92	11.93	1.99
11	11.76	9.93	1.83			$\sum d = 27.22$	

分析思路: 本例为配对设计的定量资料,一方面,分析其差值的均数,可采用假设检验(配对 t 检验,比较其差值均数和 0 的差别有无统计学意义)和区间估计(估计差值总体均数的可信区间)相结合的方法分析;另一方面,分析它们的回归关系(建立回归方程,回归系数的假设检验与区间估计),从另一视角阐明资料的特征。

1) 差值均数的分析

① 样本差值均数与总体差值均数 0 的比较

$H_0: \mu_d = 0$; 　$H_1: \mu_d \neq 0$; 　$\alpha = 0.05$。

$\bar{d} = 1.2962$, 　$s_d = 0.6040$, 　$s_{\bar{d}} = 0.1318$

$t = 9.834$, 　$\nu = 20$, 　$P < 0.001$

按 $\alpha = 0.05$ 水准,拒绝 H_0,接受 H_1,差别有统计学意义。

结论:配对 t 检验结果表明,胃癌病人用加大组织胺后的最大酸排量与用五肽胃泌素后的最大酸排量间有差别($t = 9.83, P < 0.0001$)。

② 差值总体均数的区间估计

差值总体均数的 95%CI 为:1.2962±2.0860×0.1318。

结论:胃癌病人用加大组织胺后与用五肽胃泌素后两组最大酸排量的差值总体均数的 95%CI 为:1.02~1.57(mEq/h)。

2) 回归分析

以服用五肽胃泌素后的最大排酸量作为应变量 Y,以服用加大组织胺后的最大排酸量作为自变量 X,进行回归分析,结果见表 10.7。

表 10.7 表 10.6 资料的回归分析结果

Y	系数	标准误	t	P	95%CI	
X	0.9007	0.0116	77.60	0.000	0.88	0.92
常数项	−0.4403	0.1173	−3.75	0.001	−0.69	−0.19

具体步骤如下:

① 建立回归方程

$$n = 21, \quad \sum (X - \bar{X})^2 = 587.1411, \quad \sum (Y - \bar{Y})^2 = 477.7854$$

$$\sum (X - \bar{X})(Y - \bar{Y}) = 528.8148$$

$$b = 0.9007, \quad a = -0.4403$$

得回归方程:$\hat{Y} = -0.4403 + 0.9007X$。

② 回归系数的假设检验

$H_0:\beta = 0$,服用加大组织胺与服用五肽胃泌素后的最大酸排量之间无线性回归关系;

$H_1:\beta \neq 0$,服用加大组织胺与服用五肽胃泌素后的最大酸排量之间有线性回归关系;

$\alpha = 0.05$。

$$\sum (Y - \hat{Y})^2 = 1.5028, \quad s_{Y.X} = 0.2812, \quad s_b = 0.0116$$

$$t_b = 77.603, \quad \nu = 19, \quad P < 0.001$$

按 $\alpha = 0.05$ 的水准,拒绝 H_0,接受 H_1,差别有统计学意义。

结论:线性回归分析表明,胃癌病人用加大组织胺后的最大酸排量 X 与用五肽胃泌素后的最大酸排量 Y 间有直线回归关系,回归方程为 $\hat{Y} = -0.4403 + 0.9007X(t_b = 77.60, P < 0.0001)$。绘制回归直线,见图 10.2。

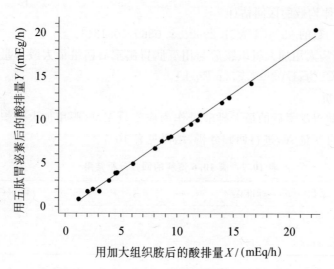

图 10.2　胃癌病人先后用两种泌酸刺激剂后胃的最大酸排量间的关系

③ 总体回归系数的区间估计

总体回归系数的 95%CI:0.9007±2.00930×0.0116,即 0.88～0.92。

综合分析的结论:胃癌病人服用加大组织胺后的最大酸排量比服用五肽胃泌素者平均多 1.30(95%CI:1.02～1.57)mEq/h。而两次测定值之间回归分析显示:若加大组织胺引起的最大酸排量升高 1mEq/h,则五肽胃泌素引起者将平均递升 0.90(95%CI:0.88～0.92)mEq/h,即五肽胃泌素引起的最大酸排量只是加大组织胺的 90%。

本例特点是针对差值分析的配对 t 检验与阐明变量数量依存关系的直线回归分析相结合,假设检验与区间估计互补,使所得结论更加丰富,更加具体。

【实例五】　研究中药骨碎补对高脂血症的治疗和预防作用。取家兔 44 只,随机分成四组,每组 11 只。每间隔 5 周测定血清胆固醇一次,共测四次(包括给药前一次),整个实验期为 15 周。各组处理如下:

造型组:每日以 0.3g 胆固醇灌胃;

治疗组:每日以 0.3g 胆固醇灌胃,于实验开始的第 5 周每日肌注 100%骨碎补液 1.7ml/kg;

预防组:每日以 0.3g 胆固醇灌胃,于实验开始之日起后即每日肌注 100%骨碎补液 0.8ml/kg;

对照组:每日肌注生理盐水 0.8ml/kg。

按设计,应有 4×4×11＝176 个数据,其中有 6 个缺项,实得 170 个数据,见表 10.8。分析各组均数的差别及同组均数随时间的动态变化,见表 10.9 和图 10.3。

表 10.8 骨碎补对家兔高脂血症的作用(血清胆固醇含量/mg%)

组别	实验时间											
	0 周			5 周			10 周			15 周		
造型组	88	56	91	792	132	672	1290	645	538	1100	840	310
	81	95	55	288	300	120	529	196	346	1496	424	724
	113	69	111	270	204		361	103		759	230	
	103	110		264	198		710	131		1312	310	
治疗组	76	79	55	906	480	126	86	117	529	224	110	72
	94	91	94	300	208	269	182	217	523	61	229	86
	56	86	93	307	91	246	200	122	103	112	119	
	49	101		560	60		287	412		78	318	
预防组	60	82	81	79	156	132	73	138	77	61	77	112
	87	120	95	360	192	114	200	65	66	106	66	84
	77	113	97	210	70	108	82	80	66	258	70	70
	80	99		36	84		121	69		210	74	
对照组	56	104	70	75	69	100	68	61	70	64	54	82
	79	45	91	149	27	93	108	71	82	103	76	71
	92	88	84	67	120	133	66	104		79	71	
	44	78		36	100		59	90		59	76	

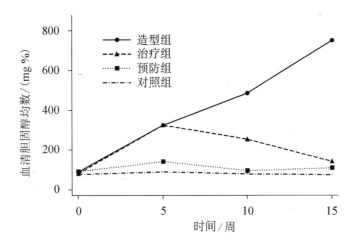

图 10.3 骨碎补对家兔高脂血症的作用

表 10.9　表 10.8 资料的中间计算结果

组别	0 周		5 周		10 周		15 周	
	$\bar{X} \pm s$	n	$\bar{X} \pm s$	n	$\bar{X} \pm s$	n	$\bar{X} \pm s$	n
造型组	88.36±21.08	11	324.00±225.41	10	484.90±352.52	10	750.50±443.17	10
治疗组	79.45±18.26	11	323.00±246.04	11	252.55±164.53	11	140.90±85.90	10
预防组	90.09±17.05	11	140.09±89.78	11	94.27±42.43	11	108.00±65.18	11
对照组	75.55±19.76	11	88.09±38.05	11	77.90±17.46	10	73.50±13.66	10
合计	83.36±19.41	44	216.35±197.82	43	224.83±246.84	42	264.32±354.51	41

分析思路：本研究的主要目的是考察骨碎补对高脂血症的治疗和预防作用，在回答这个问题之前，首先回答 3 个问题：1）4 个组的初始条件是否一致？2）正常状态下家兔的胆固醇含量是否稳定？3）人工对家兔高脂血症的造型是否成功？在这三个问题均得到肯定回答后，才真正考察我们的研究目的：4）骨碎补对高脂血症的预防和治疗效果如何？5）预防和治疗的显效时间？6）预防和治疗的持续时间？

1）给药前四组的比较

检查四组家兔的初始条件是否一致，包括均数间比较与方差齐性检验。

① 四组均数间的比较，用方差分析，见表 10.10。

	预防组	造型组	治疗组	对照组
均数：	90.09	88.36	79.45	75.55

表 10.10　给药前四组均数比较的方差分析表

变异来源	SS	ν	MS	F	P
总	16202.1818	43			
组间（处理）	1613.2727	3	537.7576	1.47	＞0.20
组内（误差）	14588.9091	40	364.7227		

② 四组方差齐性检验，用 Bartlett χ^2 检验。

	预防组	造型组	治疗组	对照组	合计
方差：	444.25	390.47	333.47	290.69	376.79

利用公式（5.12），计算 Bartlett χ^2 检验统计量：

$$\chi^2 = \frac{(11-1)\cdot\ln\frac{376.79}{444.25}+(11-1)\cdot\ln\frac{376.79}{390.47}+(11-1)\cdot\ln\frac{376.79}{333.47}+(11-1)\cdot\ln\frac{376.79}{290.69}}{1+\frac{1}{3(4-1)}\left[\frac{1}{11-1}+\frac{1}{11-1}+\frac{1}{11-1}+\frac{1}{11-1}-\frac{1}{44-4}\right]}$$

$$=0.489$$

$$\nu=4-1=3,\quad P>0.90$$

方差分析结果表明,实验开始前四组均数间差别无统计学意义($\chi^2=0.49$, $P=0.9213$),说明初始条件一致。

2)对照组的回归分析

检查对照组家兔在正常条件下血清胆固醇含量是否稳定。以实验时间为 X(周),以对应时间点的胆固醇含量之均数为 Y(mg%),作直线回归分析:

X:	0	5	10	15
Y:	75.55	88.09	77.90	73.50

$b=-0.3268$,　$\hat{Y}=81.2110-0.3268X$

$s_b=0.6706$,　$t=0.487$,　$\nu=2$,　$P>0.50$

线性回归分析结果表明,对照组家兔在正常条件下血清胆固醇含量 Y 与实验时间 X 之间的回归方程为:$\hat{Y}=81.2110-0.3268X$($t_b=0.49$, $P=0.6744$)。 说明对照组在实验期内血清胆固醇含量不随时间而改变,是稳定的。

3)造型组的回归分析

检查造型组家兔在连续用胆固醇灌胃而未接受药物的条件下,血脂是否有上升趋势。 同样以实验时间为 X(周),以对应时间点的胆固醇含量之均数为 Y(mg%),作直线回归分析:

X:	0	5	10	15
Y:	88.36	324.00	484.90	750.50

$b=42.9464$,　$\hat{Y}=89.8420+42.9464X$

$s_b=2.7088$,　$t=15.855$,　$\nu=2$,　$P<0.005$

线性回归分析结果表明,造型组家兔在连续用胆固醇灌胃而未接受药物的条件下血清胆固醇含量 Y 与实验时间 X 之间的回归方程为:$\hat{Y}=89.8420+42.9464X$($t_b=15.86$, $P=0.0040$)。 说明造型组在实验期内血清胆固醇含量持续上升,造型是成功的。

4)第5周时四组均数的比较

为观察预防5周的效果,对第5周时的四组均数作方差分析,结果见表10.11。

表 10.11　第 5 周时四组均数比较的方差分析表

变异来源	SS	ν	MS	F	P
总	1643637.7675	42			
组间（处理）	485925.9493	3	161975.3164	5.46	＜0.005
组内（误差）	1157711.8182	39	29684.9184		

方差分析结果显示四个均数总的说来差别有统计学意义，为进一步明确差别之所在，用 5.4.1 节介绍的 SNK 法作两两比较（具体过程略），结果为：

	造型组	治疗组	预防组	对照组
均数：	324.00	323.00	140.09	88.09

单因素方差分析及 SNK 两两比较结果表明，第 5 周时四组均数差别有统计学意义（$F=5.46, P=0.0031$）。其中，预防组与造型组的均数间差别有统计学意义（$P<0.05$），而与对照组差别无统计学意义（$P>0.05$）。说明第 5 周时已有预防作用。

5）第 10 周时四组均数的比较

为观察治疗 5 周的效果及预防的持续效果，对第 10 周时的四个均数作方差分析，结果见表 10.12。

表 10.12　第 10 周时四组均数比较的方差分析表

变异来源	SS	ν	MS	F	P
总	2498097.8333	41			
组间（处理）	1088195.1242	3	362731.7081	9.78	＜0.001
组内（误差）	1409902.7091	38	37102.7029		

四个均数总的说来差别有统计学意义。SNK 法作两两比较结果为：

	造型组	治疗组	预防组	对照组
均数：	484.90	252.55	94.27	77.90

单因素方差分析及 SNK 两两比较结果表明，第 10 周时四组均数差别有统计学意义（$F=9.78, P<0.0001$）。其中，第 10 周时治疗组与造型组的均数间差别有统计学意义（$P<0.05$），治疗已起效，预防组有持续效果（$P>0.05$）。

6）第 15 周时四组均数的比较

为继续观察治疗效果及预防效果，对第 15 周时的四个均数作方差分析，结果见表 10.13。

表 10.13 第 15 周时四组均数比较的方差分析表

变异来源	SS	ν	MS	F	P
总	5027102.8781	40			
组间（处理）	3148952.9781	3	1049650.9927	20.68	<0.001
组内（误差）	1878149.9000	37	50760.8081		

四组均数总的说来差别有统计学意义。SNK 法作两两比较结果为：

	造型组	治疗组	预防组	对照组
均数：	750.50	140.90	108.00	73.50

第 15 周时治疗组与预防组的效果同第 10 周一致。

综合分析结论：对家兔肌注骨碎补液，预防组于用药第 5 周时已见防止血清胆固醇升高的作用，直至第 15 周仍保持与对照组接近的水平。治疗组于用药第 5 周（即实验期第 10 周）时已见胆固醇下降，至用药第 10 周（即实验期第 15 周）时降至与对照组接近的水平。说明骨碎补对家兔具有预防和治疗高脂血症的作用。

在以上六项分析中，前 3 项分析是预备性的，其意义在于说明：1) 4 个组的初始条件一致；2) 正常状态下家兔的胆固醇含量稳定；3) 人工对家兔高脂血症的造型成功。而后 3 项才是与研究目的有关的，分别阐明骨碎补的预防作用和治疗作用，以及作用出现时间和持续时间。

本例是一个设计较好的典型实例，举此例目的在于综合运用方差分析与回归分析，从多层次，多角度对资料进行分析。但这里探讨的统计方法只局限于我们所学过的内容。如在实际资料中涉及其他统计方法（如多因素分析等），可参阅相关专著。

10.2 基本统计方法选择的流程图

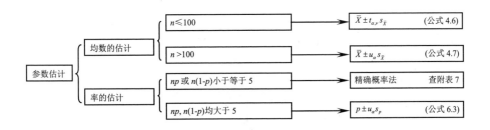

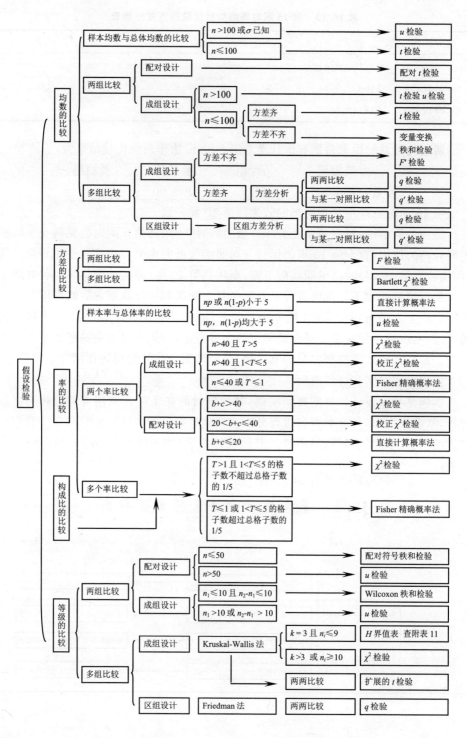

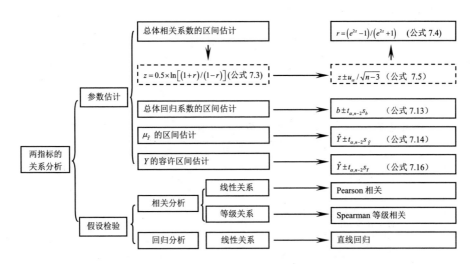

本章通过基本统计方法选择的流程图对全书内容进行归纳,并以实例帮助读者分析问题。而统计方法的综合运用不仅要求全面了解统计学的原理和方法,同时要求了解实际问题的背景、研究目的及资料的性质,并具备一定的实践经验。统计资料的综合分析是建立在统计学知识、专业知识和实践能力的基础上,对统计方法的综合运用。只有在学习和工作中多实践,勤思考,方能运用自如。因此,本章的流程图只是方法选择的基本原则,本章的实例分析目的也仅在于开阔读者的视野,启发读者的思维,切忌生搬硬套!

附录 A　统计用表

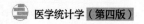

附表 1　标准正态分布曲线下的面积，$\Phi(-u)$ 值

$-u$	0.00	0.01	0.02	0.03	0.04	0.05	0.06	0.07	0.08	0.09
-3.0	0.0013	0.0013	0.0013	0.0012	0.0012	0.0011	0.0011	0.0011	0.0010	0.0010
-2.9	0.0019	0.0018	0.0018	0.0017	0.0016	0.0016	0.0015	0.0015	0.0014	0.0014
-2.8	0.0026	0.0025	0.0024	0.0023	0.0023	0.0022	0.0021	0.0021	0.0020	0.0019
-2.7	0.0035	0.0034	0.0033	0.0032	0.0031	0.0030	0.0029	0.0028	0.0027	0.0026
-2.6	0.0047	0.0045	0.0044	0.0043	0.0041	0.0040	0.0039	0.0038	0.0037	0.0036
-2.5	0.0062	0.0060	0.0059	0.0057	0.0055	0.0054	0.0052	0.0051	0.0049	0.0048
-2.4	0.0082	0.0080	0.0078	0.0075	0.0073	0.0071	0.0069	0.0068	0.0066	0.0064
-2.3	0.0107	0.0104	0.0102	0.0099	0.0096	0.0094	0.0091	0.0089	0.0087	0.0084
-2.2	0.0139	0.0136	0.0132	0.0129	0.0125	0.0122	0.0119	0.0116	0.0113	0.0110
-2.1	0.0179	0.0174	0.0170	0.0166	0.0162	0.0158	0.0154	0.0150	0.0146	0.0143
-2.0	0.0228	0.0222	0.0217	0.0212	0.0207	0.0202	0.0197	0.0192	0.0188	0.0183
-1.9	0.0287	0.0281	0.0274	0.0268	0.0262	0.0256	0.0250	0.0244	0.0239	0.0233
-1.8	0.0359	0.0351	0.0344	0.0336	0.0329	0.0322	0.0314	0.0307	0.0301	0.0294
-1.7	0.0446	0.0436	0.0427	0.0418	0.0409	0.0401	0.0392	0.0384	0.0375	0.0367
-1.6	0.0548	0.0537	0.0526	0.0516	0.0505	0.0495	0.0485	0.0475	0.0465	0.0455
-1.5	0.0668	0.0655	0.0643	0.0630	0.0618	0.0606	0.0594	0.0582	0.0571	0.0559
-1.4	0.0808	0.0793	0.0778	0.0764	0.0749	0.0735	0.0721	0.0708	0.0694	0.0681
-1.3	0.0968	0.0951	0.0934	0.0918	0.0901	0.0885	0.0869	0.0853	0.0838	0.0823
-1.2	0.1151	0.1131	0.1112	0.1093	0.1075	0.1056	0.1038	0.1020	0.1003	0.0985
-1.1	0.1357	0.1335	0.1314	0.1292	0.1271	0.1251	0.1230	0.1210	0.1190	0.1170
-1.0	0.1587	0.1562	0.1539	0.1515	0.1492	0.1469	0.1446	0.1423	0.1401	0.1379
-0.9	0.1841	0.1814	0.1788	0.1762	0.1736	0.1711	0.1685	0.1660	0.1635	0.1611
-0.8	0.2119	0.2090	0.2061	0.2033	0.2005	0.1977	0.1949	0.1922	0.1894	0.1867
-0.7	0.2420	0.2389	0.2358	0.2327	0.2296	0.2266	0.2236	0.2206	0.2177	0.2148
-0.6	0.2743	0.2709	0.2676	0.2643	0.2611	0.2578	0.2546	0.2514	0.2483	0.2451
-0.5	0.3085	0.3050	0.3015	0.2981	0.2946	0.2912	0.2877	0.2843	0.2810	0.2776
-0.4	0.3446	0.3409	0.3372	0.3336	0.3300	0.3264	0.3228	0.3192	0.3156	0.3121
-0.3	0.3821	0.3783	0.3745	0.3707	0.3669	0.3632	0.3594	0.3557	0.3520	0.3483
-0.2	0.4207	0.4168	0.4129	0.4090	0.4052	0.4013	0.3974	0.3936	0.3897	0.3859
-0.1	0.4602	0.4562	0.4522	0.4483	0.4443	0.4404	0.4364	0.4325	0.4286	0.4247
-0.0	0.5000	0.4960	0.4920	0.4880	0.4840	0.4801	0.4761	0.4721	0.4681	0.4641

注：$\Phi(u) = 1 - \Phi(-u)$。

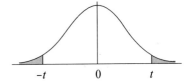

附表 2 t 界值表

自由度		概率，P									
ν	单侧	0.25	0.20	0.10	0.05	0.025	0.01	0.005	0.0025	0.001	0.0005
	双侧	0.50	0.40	0.20	0.10	0.050	0.02	0.010	0.0050	0.002	0.0010
1		1.000	1.376	3.078	6.314	12.706	31.821	63.657	127.321	318.309	636.619
2		0.816	1.061	1.886	2.920	4.303	6.965	9.925	14.089	22.327	31.599
3		0.765	0.978	1.638	2.353	3.182	4.541	5.841	7.453	10.215	12.924
4		0.741	0.941	1.533	2.132	2.776	3.747	4.604	5.598	7.173	8.610
5		0.727	0.920	1.476	2.015	2.571	3.365	4.032	4.773	5.893	6.869
6		0.718	0.906	1.440	1.943	2.447	3.143	3.707	4.317	5.208	5.959
7		0.711	0.896	1.415	1.895	2.365	2.998	3.499	4.029	4.785	5.408
8		0.706	0.889	1.397	1.860	2.306	2.896	3.355	3.833	4.501	5.041
9		0.703	0.883	1.383	1.833	2.262	2.821	3.250	3.690	4.297	4.781
10		0.700	0.879	1.372	1.812	2.228	2.764	3.169	3.581	4.144	4.587
11		0.697	0.876	1.363	1.796	2.201	2.718	3.106	3.497	4.025	4.437
12		0.695	0.873	1.356	1.782	2.179	2.681	3.055	3.428	3.930	4.318
13		0.694	0.870	1.350	1.771	2.160	2.650	3.012	3.372	3.852	4.221
14		0.692	0.868	1.345	1.761	2.145	2.624	2.977	3.326	3.787	4.140
15		0.691	0.866	1.341	1.753	2.131	2.602	2.947	3.286	3.733	4.073
16		0.690	0.865	1.337	1.746	2.120	2.583	2.921	3.252	3.686	4.015
17		0.689	0.863	1.333	1.740	2.110	2.567	2.898	3.222	3.646	3.965
18		0.688	0.862	1.330	1.734	2.101	2.552	2.878	3.197	3.610	3.922
19		0.688	0.861	1.328	1.729	2.093	2.539	2.861	3.174	3.579	3.883
20		0.687	0.860	1.325	1.725	2.086	2.528	2.845	3.153	3.552	3.850
21		0.686	0.859	1.323	1.721	2.080	2.518	2.831	3.135	3.527	3.819
22		0.686	0.858	1.321	1.717	2.074	2.508	2.819	3.119	3.505	3.792
23		0.685	0.858	1.319	1.714	2.069	2.500	2.807	3.104	3.485	3.768
24		0.685	0.857	1.318	1.711	2.064	2.492	2.797	3.091	3.467	3.745
25		0.684	0.856	1.316	1.708	2.060	2.485	2.787	3.078	3.450	3.725
26		0.684	0.856	1.315	1.706	2.056	2.479	2.779	3.067	3.435	3.707
27		0.684	0.855	1.314	1.703	2.052	2.473	2.771	3.057	3.421	3.690
28		0.683	0.855	1.313	1.701	2.048	2.467	2.763	3.047	3.408	3.674
29		0.683	0.854	1.311	1.699	2.045	2.462	2.756	3.038	3.396	3.659
30		0.683	0.854	1.310	1.697	2.042	2.457	2.750	3.030	3.385	3.646
31		0.682	0.853	1.309	1.696	2.040	2.453	2.744	3.022	3.375	3.633
32		0.682	0.853	1.309	1.694	2.037	2.449	2.738	3.015	3.365	3.622
33		0.682	0.853	1.308	1.692	2.035	2.445	2.733	3.008	3.356	3.611
34		0.682	0.852	1.307	1.691	2.032	2.441	2.728	3.002	3.348	3.601
35		0.682	0.852	1.306	1.690	2.030	2.438	2.724	2.996	3.340	3.591
36		0.681	0.852	1.306	1.688	2.028	2.434	2.719	2.990	3.333	3.582
37		0.681	0.851	1.305	1.687	2.026	2.431	2.715	2.985	3.326	3.574
38		0.681	0.851	1.304	1.686	2.024	2.429	2.712	2.980	3.319	3.566
39		0.681	0.851	1.304	1.685	2.023	2.426	2.708	2.976	3.313	3.558
40		0.681	0.851	1.303	1.684	2.021	2.423	2.704	2.971	3.307	3.551
50		0.679	0.849	1.299	1.676	2.009	2.403	2.678	2.937	3.261	3.496
60		0.679	0.848	1.296	1.671	2.000	2.390	2.660	2.915	3.232	3.460
70		0.678	0.847	1.294	1.667	1.994	2.381	2.648	2.899	3.211	3.435
80		0.678	0.846	1.292	1.664	1.990	2.374	2.639	2.887	3.195	3.416
90		0.677	0.846	1.291	1.662	1.987	2.368	2.632	2.878	3.183	3.402
100		0.677	0.845	1.290	1.660	1.984	2.364	2.626	2.871	3.174	3.390
200		0.676	0.843	1.286	1.653	1.972	2.345	2.601	2.839	3.131	3.340
500		0.675	0.842	1.283	1.648	1.965	2.334	2.586	2.820	3.107	3.310
1000		0.675	0.842	1.282	1.646	1.962	2.330	2.581	2.813	3.098	3.300
∞		0.6745	0.8416	1.2816	1.6449	1.9600	2.3264	2.5758	2.8070	3.0902	3.2905

附表3 F 界值表(方差分析用)
上行：$P = 0.05$　下行：$P = 0.01$

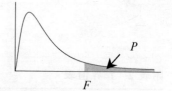

ν_2	ν_1											
	1	2	3	4	5	6	7	8	9	10	11	12
1	161.45	199.50	215.71	224.58	230.16	233.99	236.77	238.88	240.54	241.88	242.98	243.91
	4052.18	4999.50	5403.35	5624.58	5763.65	5858.99	5928.36	5981.07	6022.47	6055.85	6083.32	6106.32
2	18.51	19.00	19.16	19.25	19.30	19.33	19.35	19.37	19.38	19.40	19.40	19.41
	98.50	99.00	99.17	99.25	99.30	99.33	99.36	99.37	99.39	99.40	99.41	99.42
3	10.13	9.55	9.28	9.12	9.01	8.94	8.89	8.85	8.81	8.79	8.76	8.74
	34.12	30.82	29.46	28.71	28.24	27.91	27.67	27.49	27.35	27.23	27.13	27.05
4	7.71	6.94	6.59	6.39	6.26	6.16	6.09	6.04	6.00	5.96	5.94	5.91
	21.20	18.00	16.69	15.98	15.52	15.21	14.98	14.80	14.66	14.55	14.45	14.37
5	6.61	5.79	5.41	5.19	5.05	4.95	4.88	4.82	4.77	4.74	4.70	4.68
	16.26	13.27	12.06	11.39	10.97	10.67	10.46	10.29	10.16	10.05	9.96	9.89
6	5.99	5.14	4.76	4.53	4.39	4.28	4.21	4.15	4.10	4.06	4.03	4.00
	13.75	10.92	9.78	9.15	8.75	8.47	8.26	8.10	7.98	7.87	7.79	7.72
7	5.59	4.74	4.35	4.12	3.97	3.87	3.79	3.73	3.68	3.64	3.60	3.57
	12.25	9.55	8.45	7.85	7.46	7.19	6.99	6.84	6.72	6.62	6.54	6.47
8	5.32	4.46	4.07	3.84	3.69	3.58	3.50	3.44	3.39	3.35	3.31	3.28
	11.26	8.65	7.59	7.01	6.63	6.37	6.18	6.03	5.91	5.81	5.73	5.67
9	5.12	4.26	3.86	3.63	3.48	3.37	3.29	3.23	3.18	3.14	3.10	3.07
	10.56	8.02	6.99	6.42	6.06	5.80	5.61	5.47	5.35	5.26	5.18	5.11
10	4.96	4.10	3.71	3.48	3.33	3.22	3.14	3.07	3.02	2.98	2.94	2.91
	10.04	7.56	6.55	5.99	5.64	5.39	5.20	5.06	4.94	4.85	4.77	4.71
11	4.84	3.98	3.59	3.36	3.20	3.09	3.01	2.95	2.90	2.85	2.82	2.79
	9.65	7.21	6.22	5.67	5.32	5.07	4.89	4.74	4.63	4.54	4.46	4.40
12	4.75	3.89	3.49	3.26	3.11	3.00	2.91	2.85	2.80	2.75	2.72	2.69
	9.33	6.93	5.95	5.41	5.06	4.82	4.64	4.50	4.39	4.30	4.22	4.16
13	4.67	3.81	3.41	3.18	3.03	2.92	2.83	2.77	2.71	2.67	2.63	2.60
	9.07	6.70	5.74	5.21	4.86	4.62	4.44	4.30	4.19	4.10	4.02	3.96
14	4.60	3.74	3.34	3.11	2.96	2.85	2.76	2.70	2.65	2.60	2.57	2.53
	8.86	6.51	5.56	5.04	4.69	4.46	4.28	4.14	4.03	3.94	3.86	3.80
15	4.54	3.68	3.29	3.06	2.90	2.79	2.71	2.64	2.59	2.54	2.51	2.48
	8.68	6.36	5.42	4.89	4.56	4.32	4.14	4.00	3.89	3.80	3.73	3.67
16	4.49	3.63	3.24	3.01	2.85	2.74	2.66	2.59	2.54	2.49	2.46	2.42
	8.53	6.23	5.29	4.77	4.44	4.20	4.03	3.89	3.78	3.69	3.62	3.55
17	4.45	3.59	3.20	2.96	2.81	2.70	2.61	2.55	2.49	2.45	2.41	2.38
	8.40	6.11	5.18	4.67	4.34	4.10	3.93	3.79	3.68	3.59	3.52	3.46
18	4.41	3.55	3.16	2.93	2.77	2.66	2.58	2.51	2.46	2.41	2.37	2.34
	8.29	6.01	5.09	4.58	4.25	4.01	3.84	3.71	3.60	3.51	3.43	3.37
19	4.38	3.52	3.13	2.90	2.74	2.63	2.54	2.48	2.42	2.38	2.34	2.31
	8.18	5.93	5.01	4.50	4.17	3.94	3.77	3.63	3.52	3.43	3.36	3.30
20	4.35	3.49	3.10	2.87	2.71	2.60	2.51	2.45	2.39	2.35	2.31	2.28
	8.10	5.85	4.94	4.43	4.10	3.87	3.70	3.56	3.46	3.37	3.29	3.23
21	4.32	3.47	3.07	2.84	2.68	2.57	2.49	2.42	2.37	2.32	2.28	2.25
	8.02	5.78	4.87	4.37	4.04	3.81	3.64	3.51	3.40	3.31	3.24	3.17
22	4.30	3.44	3.05	2.82	2.66	2.55	2.46	2.40	2.34	2.30	2.26	2.23
	7.95	5.72	4.82	4.31	3.99	3.76	3.59	3.45	3.35	3.26	3.18	3.12
23	4.28	3.42	3.03	2.80	2.64	2.53	2.44	2.37	2.32	2.27	2.24	2.20
	7.88	5.66	4.76	4.26	3.94	3.71	3.54	3.41	3.30	3.21	3.14	3.07
24	4.26	3.40	3.01	2.78	2.62	2.51	2.42	2.36	2.30	2.25	2.22	2.18
	7.82	5.61	4.72	4.22	3.90	3.67	3.50	3.36	3.26	3.17	3.09	3.03
25	4.24	3.39	2.99	2.76	2.60	2.49	2.40	2.34	2.28	2.24	2.20	2.16
	7.77	5.57	4.68	4.18	3.85	3.63	3.46	3.32	3.22	3.13	3.06	2.99

附表 3 *F* 界值表(方差分析用)(续 1)

ν_2	ν_1											
	14	16	20	24	30	40	50	75	100	200	500	∞
1	245.36	246.46	248.01	249.05	250.10	251.14	251.77	252.62	253.04	253.68	254.06	254.31
	6142.67	6170.10	6208.73	6234.63	6260.65	6286.78	6302.52	6323.56	6334.11	6349.97	6359.50	6365.86
2	19.42	19.43	19.45	19.45	19.46	19.47	19.48	19.48	19.49	19.49	19.49	19.50
	99.43	99.44	99.45	99.46	99.47	99.47	99.48	99.49	99.49	99.49	99.50	99.50
3	8.71	8.69	8.66	8.64	8.62	8.59	8.58	8.56	8.55	8.54	8.53	8.53
	26.92	26.83	26.69	26.60	26.50	26.41	26.35	26.28	26.24	26.18	26.15	26.13
4	5.87	5.84	5.80	5.77	5.75	5.72	5.70	5.68	5.66	5.65	5.64	5.63
	14.25	14.15	14.02	13.93	13.84	13.75	13.69	13.61	13.58	13.52	13.49	13.46
5	4.64	4.60	4.56	4.53	4.50	4.46	4.44	4.42	4.41	4.39	4.37	4.37
	9.77	9.68	9.55	9.47	9.38	9.29	9.24	9.17	9.13	9.08	9.04	9.02
6	3.96	3.92	3.87	3.84	3.81	3.77	3.75	3.73	3.71	3.69	3.68	3.67
	7.60	7.52	7.40	7.31	7.23	7.14	7.09	7.02	6.99	6.93	6.90	6.88
7	3.53	3.49	3.44	3.41	3.38	3.34	3.32	3.29	3.27	3.25	3.24	3.23
	6.36	6.28	6.16	6.07	5.99	5.91	5.86	5.79	5.75	5.70	5.67	5.65
8	3.24	3.20	3.15	3.12	3.08	3.04	3.02	2.99	2.97	2.95	2.94	2.93
	5.56	5.48	5.36	5.28	5.20	5.12	5.07	5.00	4.96	4.91	4.88	4.86
9	3.03	2.99	2.94	2.90	2.86	2.83	2.80	2.77	2.76	2.73	2.72	2.71
	5.01	4.92	4.81	4.73	4.65	4.57	4.52	4.45	4.41	4.36	4.33	4.31
10	2.86	2.83	2.77	2.74	2.70	2.66	2.64	2.60	2.59	2.56	2.55	2.54
	4.60	4.52	4.41	4.33	4.25	4.17	4.12	4.05	4.01	3.96	3.93	3.91
11	2.74	2.70	2.65	2.61	2.57	2.53	2.51	2.47	2.46	2.43	2.42	2.40
	4.29	4.21	4.10	4.02	3.94	3.86	3.81	3.74	3.71	3.66	3.62	3.60
12	2.64	2.60	2.54	2.51	2.47	2.43	2.40	2.37	2.35	2.32	2.31	2.30
	4.05	3.97	3.86	3.78	3.70	3.62	3.57	3.50	3.47	3.41	3.38	3.36
13	2.55	2.51	2.46	2.42	2.38	2.34	2.31	2.28	2.26	2.23	2.22	2.21
	3.86	3.78	3.66	3.59	3.51	3.43	3.38	3.31	3.27	3.22	3.19	3.17
14	2.48	2.44	2.39	2.35	2.31	2.27	2.24	2.21	2.19	2.16	2.14	2.13
	3.70	3.62	3.51	3.43	3.35	3.27	3.22	3.15	3.11	3.06	3.03	3.00
15	2.42	2.38	2.33	2.29	2.25	2.20	2.18	2.14	2.12	2.10	2.08	2.07
	3.56	3.49	3.37	3.29	3.21	3.13	3.08	3.01	2.98	2.92	2.89	2.87
16	2.37	2.33	2.28	2.24	2.19	2.15	2.12	2.09	2.07	2.04	2.02	2.01
	3.45	3.37	3.26	3.18	3.10	3.02	2.97	2.90	2.86	2.81	2.78	2.75
17	2.33	2.29	2.23	2.19	2.15	2.10	2.08	2.04	2.02	1.99	1.97	1.96
	3.35	3.27	3.16	3.08	3.00	2.92	2.87	2.80	2.76	2.71	2.68	2.65
18	2.29	2.25	2.19	2.15	2.11	2.06	2.04	2.00	1.98	1.95	1.93	1.92
	3.27	3.19	3.08	3.00	2.92	2.84	2.78	2.71	2.68	2.62	2.59	2.57
19	2.26	2.21	2.16	2.11	2.07	2.03	2.00	1.96	1.94	1.91	1.89	1.88
	3.19	3.12	3.00	2.92	2.84	2.76	2.71	2.64	2.60	2.55	2.51	2.49
20	2.22	2.18	2.12	2.08	2.04	1.99	1.97	1.93	1.91	1.88	1.86	1.84
	3.13	3.05	2.94	2.86	2.78	2.69	2.64	2.57	2.54	2.48	2.44	2.42
21	2.20	2.16	2.10	2.05	2.01	1.96	1.94	1.90	1.88	1.84	1.83	1.81
	3.07	2.99	2.88	2.80	2.72	2.64	2.58	2.51	2.48	2.42	2.38	2.36
22	2.17	2.13	2.07	2.03	1.98	1.94	1.91	1.87	1.85	1.82	1.80	1.78
	3.02	2.94	2.83	2.75	2.67	2.58	2.53	2.46	2.42	2.36	2.33	2.31
23	2.15	2.11	2.05	2.01	1.96	1.91	1.88	1.84	1.82	1.79	1.77	1.76
	2.97	2.89	2.78	2.70	2.62	2.54	2.48	2.41	2.37	2.32	2.28	2.26
24	2.13	2.09	2.03	1.98	1.94	1.89	1.86	1.82	1.80	1.77	1.75	1.73
	2.93	2.85	2.74	2.66	2.58	2.49	2.44	2.37	2.33	2.27	2.24	2.21
25	2.11	2.07	2.01	1.96	1.92	1.87	1.84	1.80	1.78	1.75	1.73	1.71
	2.89	2.81	2.70	2.62	2.54	2.45	2.40	2.33	2.29	2.23	2.19	2.17

附表 3 *F* 界值表(方差分析用)(续 2)

ν_2	ν_1											
	1	2	3	4	5	6	7	8	9	10	11	12
26	4.23	3.37	2.98	2.74	2.59	2.47	2.39	2.32	2.27	2.22	2.18	2.15
	7.72	5.53	4.64	4.14	3.82	3.59	3.42	3.29	3.18	3.09	3.02	2.96
27	4.21	3.35	2.96	2.73	2.57	2.46	2.37	2.31	2.25	2.20	2.17	2.13
	7.68	5.49	4.60	4.11	3.78	3.56	3.39	3.26	3.15	3.06	2.99	2.93
28	4.20	3.34	2.95	2.71	2.56	2.45	2.36	2.29	2.24	2.19	2.15	2.12
	7.64	5.45	4.57	4.07	3.75	3.53	3.36	3.23	3.12	3.03	2.96	2.90
29	4.18	3.33	2.93	2.70	2.55	2.43	2.35	2.28	2.22	2.18	2.14	2.10
	7.60	5.42	4.54	4.04	3.73	3.50	3.33	3.20	3.09	3.00	2.93	2.87
30	4.17	3.32	2.92	2.69	2.53	2.42	2.33	2.27	2.21	2.16	2.13	2.09
	7.56	5.39	4.51	4.02	3.70	3.47	3.30	3.17	3.07	2.98	2.91	2.84
32	4.15	3.29	2.90	2.67	2.51	2.40	2.31	2.24	2.19	2.14	2.10	2.07
	7.50	5.34	4.46	3.97	3.65	3.43	3.26	3.13	3.02	2.93	2.86	2.80
34	4.13	3.28	2.88	2.65	2.49	2.38	2.29	2.23	2.17	2.12	2.08	2.05
	7.44	5.29	4.42	3.93	3.61	3.39	3.22	3.09	2.98	2.89	2.82	2.76
36	4.11	3.26	2.87	2.63	2.48	2.36	2.28	2.21	2.15	2.11	2.07	2.03
	7.40	5.25	4.38	3.89	3.57	3.35	3.18	3.05	2.95	2.86	2.79	2.72
38	4.10	3.24	2.85	2.62	2.46	2.35	2.26	2.19	2.14	2.09	2.05	2.02
	7.35	5.21	4.34	3.86	3.54	3.32	3.15	3.02	2.92	2.83	2.75	2.69
40	4.08	3.23	2.84	2.61	2.45	2.34	2.25	2.18	2.12	2.08	2.04	2.00
	7.31	5.18	4.31	3.83	3.51	3.29	3.12	2.99	2.89	2.80	2.73	2.66
42	4.07	3.22	2.83	2.59	2.44	2.32	2.24	2.17	2.11	2.06	2.03	1.99
	7.28	5.15	4.29	3.80	3.49	3.27	3.10	2.97	2.86	2.78	2.70	2.64
44	4.06	3.21	2.82	2.58	2.43	2.31	2.23	2.16	2.10	2.05	2.01	1.98
	7.25	5.12	4.26	3.78	3.47	3.24	3.08	2.95	2.84	2.75	2.68	2.62
46	4.05	3.20	2.81	2.57	2.42	2.30	2.22	2.15	2.09	2.04	2.00	1.97
	7.22	5.10	4.24	3.76	3.44	3.22	3.06	2.93	2.82	2.73	2.66	2.60
48	4.04	3.19	2.80	2.57	2.41	2.29	2.21	2.14	2.08	2.03	1.99	1.96
	7.19	5.08	4.22	3.74	3.43	3.20	3.04	2.91	2.80	2.71	2.64	2.58
50	4.03	3.18	2.79	2.56	2.40	2.29	2.20	2.13	2.07	2.03	1.99	1.95
	7.17	5.06	4.20	3.72	3.41	3.19	3.02	2.89	2.78	2.70	2.63	2.56
60	4.00	3.15	2.76	2.53	2.37	2.25	2.17	2.10	2.04	1.99	1.95	1.92
	7.08	4.98	4.13	3.65	3.34	3.12	2.95	2.82	2.72	2.63	2.56	2.50
70	3.98	3.13	2.74	2.50	2.35	2.23	2.14	2.07	2.02	1.97	1.93	1.89
	7.01	4.92	4.07	3.60	3.29	3.07	2.91	2.78	2.67	2.59	2.51	2.45
80	3.96	3.11	2.72	2.49	2.33	2.21	2.13	2.06	2.00	1.95	1.91	1.88
	6.96	4.88	4.04	3.56	3.26	3.04	2.87	2.74	2.64	2.55	2.48	2.42
100	3.94	3.09	2.70	2.46	2.31	2.19	2.10	2.03	1.97	1.93	1.89	1.85
	6.90	4.82	3.98	3.51	3.21	2.99	2.82	2.69	2.59	2.50	2.43	2.37
125	3.92	3.07	2.68	2.44	2.29	2.17	2.08	2.01	1.96	1.91	1.87	1.83
	6.84	4.78	3.94	3.47	3.17	2.95	2.79	2.66	2.55	2.47	2.39	2.33
150	3.90	3.06	2.66	2.43	2.27	2.16	2.07	2.00	1.94	1.89	1.85	1.82
	6.81	4.75	3.91	3.45	3.14	2.92	2.76	2.63	2.53	2.44	2.37	2.31
200	3.89	3.04	2.65	2.42	2.26	2.14	2.06	1.98	1.93	1.88	1.84	1.80
	6.76	4.71	3.88	3.41	3.11	2.89	2.73	2.60	2.50	2.41	2.34	2.27
400	3.86	3.02	2.63	2.39	2.24	2.12	2.03	1.96	1.90	1.85	1.81	1.78
	6.70	4.66	3.83	3.37	3.06	2.85	2.68	2.56	2.45	2.37	2.29	2.23
1000	3.85	3.00	2.61	2.38	2.22	2.11	2.02	1.95	1.89	1.84	1.80	1.76
	6.66	4.63	3.80	3.34	3.04	2.82	2.66	2.53	2.43	2.34	2.27	2.20
∞	3.84	3.00	2.60	2.37	2.21	2.10	2.01	1.94	1.88	1.83	1.79	1.75
	6.64	4.60	3.78	3.32	3.02	2.80	2.64	2.51	2.41	2.32	2.24	2.18

附表 3　F 界值表(方差分析用)(续 3)

ν_2	ν_1 14	16	20	24	30	40	50	75	100	200	500	∞
26	2.09	2.05	1.99	1.95	1.90	1.85	1.82	1.78	1.76	1.73	1.71	1.69
	2.86	2.78	2.66	2.58	2.50	2.42	2.36	2.29	2.25	2.19	2.16	2.13
27	2.08	2.04	1.97	1.93	1.88	1.84	1.81	1.76	1.74	1.71	1.69	1.67
	2.82	2.75	2.63	2.55	2.47	2.38	2.33	2.26	2.22	2.16	2.12	2.10
28	2.06	2.02	1.96	1.91	1.87	1.82	1.79	1.75	1.73	1.69	1.67	1.65
	2.79	2.72	2.60	2.52	2.44	2.35	2.30	2.23	2.19	2.13	2.09	2.06
29	2.05	2.01	1.94	1.90	1.85	1.81	1.77	1.73	1.71	1.67	1.65	1.64
	2.77	2.69	2.57	2.49	2.41	2.33	2.27	2.20	2.16	2.10	2.06	2.03
30	2.04	1.99	1.93	1.89	1.84	1.79	1.76	1.72	1.70	1.66	1.64	1.62
	2.74	2.66	2.55	2.47	2.39	2.30	2.25	2.17	2.13	2.07	2.03	2.01
32	2.01	1.97	1.91	1.86	1.82	1.77	1.74	1.69	1.67	1.63	1.61	1.59
	2.70	2.62	2.50	2.42	2.34	2.25	2.20	2.12	2.08	2.02	1.98	1.96
34	1.99	1.95	1.89	1.84	1.80	1.75	1.71	1.67	1.65	1.61	1.59	1.57
	2.66	2.58	2.46	2.38	2.30	2.21	2.16	2.08	2.04	1.98	1.94	1.91
36	1.98	1.93	1.87	1.82	1.78	1.73	1.69	1.65	1.62	1.59	1.56	1.55
	2.62	2.54	2.43	2.35	2.26	2.18	2.12	2.04	2.00	1.94	1.90	1.87
38	1.96	1.92	1.85	1.81	1.76	1.71	1.68	1.63	1.61	1.57	1.54	1.53
	2.59	2.51	2.40	2.32	2.23	2.14	2.09	2.01	1.97	1.90	1.86	1.84
40	1.95	1.90	1.84	1.79	1.74	1.69	1.66	1.61	1.59	1.55	1.53	1.51
	2.56	2.48	2.37	2.29	2.20	2.11	2.06	1.98	1.94	1.87	1.83	1.80
42	1.94	1.89	1.83	1.78	1.73	1.68	1.65	1.60	1.57	1.53	1.51	1.49
	2.54	2.46	2.34	2.26	2.18	2.09	2.03	1.95	1.91	1.85	1.80	1.78
44	1.92	1.88	1.81	1.77	1.72	1.67	1.63	1.59	1.56	1.52	1.49	1.48
	2.52	2.44	2.32	2.24	2.15	2.07	2.01	1.93	1.89	1.82	1.78	1.75
46	1.91	1.87	1.80	1.76	1.71	1.65	1.62	1.57	1.55	1.51	1.48	1.46
	2.50	2.42	2.30	2.22	2.13	2.04	1.99	1.91	1.86	1.80	1.76	1.73
48	1.90	1.86	1.79	1.75	1.70	1.64	1.61	1.56	1.54	1.49	1.47	1.45
	2.48	2.40	2.28	2.20	2.12	2.02	1.97	1.89	1.84	1.78	1.73	1.70
50	1.89	1.85	1.78	1.74	1.69	1.63	1.60	1.55	1.52	1.48	1.46	1.44
	2.46	2.38	2.27	2.18	2.10	2.01	1.95	1.87	1.82	1.76	1.71	1.68
60	1.86	1.82	1.75	1.70	1.65	1.59	1.56	1.51	1.48	1.44	1.41	1.39
	2.39	2.31	2.20	2.12	2.03	1.94	1.88	1.79	1.75	1.68	1.63	1.60
70	1.84	1.79	1.72	1.67	1.62	1.57	1.53	1.48	1.45	1.40	1.37	1.35
	2.35	2.27	2.15	2.07	1.98	1.89	1.83	1.74	1.70	1.62	1.57	1.54
80	1.82	1.77	1.70	1.65	1.60	1.54	1.51	1.45	1.43	1.38	1.35	1.32
	2.31	2.23	2.12	2.03	1.94	1.85	1.79	1.70	1.65	1.58	1.53	1.49
100	1.79	1.75	1.68	1.63	1.57	1.52	1.48	1.42	1.39	1.34	1.31	1.28
	2.27	2.19	2.07	1.98	1.89	1.80	1.74	1.65	1.60	1.52	1.47	1.43
125	1.77	1.73	1.66	1.60	1.55	1.49	1.45	1.40	1.36	1.31	1.27	1.25
	2.23	2.15	2.03	1.94	1.85	1.76	1.69	1.60	1.55	1.47	1.41	1.37
150	1.76	1.71	1.64	1.59	1.54	1.48	1.44	1.38	1.34	1.29	1.25	1.22
	2.20	2.12	2.00	1.92	1.83	1.73	1.66	1.57	1.52	1.43	1.38	1.33
200	1.74	1.69	1.62	1.57	1.52	1.46	1.41	1.35	1.32	1.26	1.22	1.19
	2.17	2.09	1.97	1.89	1.79	1.69	1.63	1.53	1.48	1.39	1.33	1.28
400	1.72	1.67	1.60	1.54	1.49	1.42	1.38	1.32	1.28	1.22	1.17	1.13
	2.13	2.05	1.92	1.84	1.75	1.64	1.58	1.48	1.42	1.32	1.25	1.19
1000	1.70	1.65	1.58	1.53	1.47	1.41	1.36	1.30	1.26	1.19	1.13	1.08
	2.10	2.02	1.90	1.81	1.72	1.61	1.54	1.44	1.38	1.28	1.19	1.11
∞	1.69	1.64	1.57	1.52	1.46	1.39	1.35	1.28	1.24	1.17	1.11	1.00
	2.08	2.00	1.88	1.79	1.70	1.59	1.52	1.42	1.36	1.25	1.15	1.00

附表 4 *F* 界值表（方差齐性检验用）

$P = 0.05$

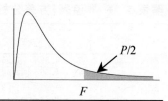

ν_2	ν_1															
	1	2	3	4	5	6	7	8	9	10	12	15	20	30	60	∞
1	647.79	799.50	864.16	899.58	921.85	937.11	948.22	956.66	963.28	968.63	976.71	984.87	993.10	1001.4	1009.8	1018.3
2	38.51	39.00	39.17	39.25	39.30	39.33	39.36	39.37	39.39	39.40	39.41	39.43	39.45	39.46	39.48	39.50
3	17.44	16.04	15.44	15.10	14.88	14.73	14.62	14.54	14.47	14.42	14.34	14.25	14.17	14.08	13.99	13.90
4	12.22	10.65	9.98	9.60	9.36	9.20	9.07	8.98	8.90	8.84	8.75	8.66	8.56	8.46	8.36	8.26
5	10.01	8.43	7.76	7.39	7.15	6.98	6.85	6.76	6.68	6.62	6.52	6.43	6.33	6.23	6.12	6.02
6	8.81	7.26	6.60	6.23	5.99	5.82	5.70	5.60	5.52	5.46	5.37	5.27	5.17	5.07	4.96	4.85
7	8.07	6.54	5.89	5.52	5.29	5.12	4.99	4.90	4.82	4.76	4.67	4.57	4.47	4.36	4.25	4.14
8	7.57	6.06	5.42	5.05	4.82	4.65	4.53	4.43	4.36	4.30	4.20	4.10	4.00	3.89	3.78	3.67
9	7.21	5.71	5.08	4.72	4.48	4.32	4.20	4.10	4.03	3.96	3.87	3.77	3.67	3.56	3.45	3.33
10	6.94	5.46	4.83	4.47	4.24	4.07	3.95	3.85	3.78	3.72	3.62	3.52	3.42	3.31	3.20	3.08
11	6.72	5.26	4.63	4.28	4.04	3.88	3.76	3.66	3.59	3.53	3.43	3.33	3.23	3.12	3.00	2.88
12	6.55	5.10	4.47	4.12	3.89	3.73	3.61	3.51	3.44	3.37	3.28	3.18	3.07	2.96	2.85	2.72
13	6.41	4.97	4.35	4.00	3.77	3.60	3.48	3.39	3.31	3.25	3.15	3.05	2.95	2.84	2.72	2.60
14	6.30	4.86	4.24	3.89	3.66	3.50	3.38	3.29	3.21	3.15	3.05	2.95	2.84	2.73	2.61	2.49
15	6.20	4.77	4.15	3.80	3.58	3.41	3.29	3.20	3.12	3.06	2.96	2.86	2.76	2.64	2.52	2.40
16	6.12	4.69	4.08	3.73	3.50	3.34	3.22	3.12	3.05	2.99	2.89	2.79	2.68	2.57	2.45	2.32
17	6.04	4.62	4.01	3.66	3.44	3.28	3.16	3.06	2.98	2.92	2.82	2.72	2.62	2.50	2.38	2.25
18	5.98	4.56	3.95	3.61	3.38	3.22	3.10	3.01	2.93	2.87	2.77	2.67	2.56	2.44	2.32	2.19
19	5.92	4.51	3.90	3.56	3.33	3.17	3.05	2.96	2.88	2.82	2.72	2.62	2.51	2.39	2.27	2.13
20	5.87	4.46	3.86	3.51	3.29	3.13	3.01	2.91	2.84	2.77	2.68	2.57	2.46	2.35	2.22	2.09
21	5.83	4.42	3.82	3.48	3.25	3.09	2.97	2.87	2.80	2.73	2.64	2.53	2.42	2.31	2.18	2.04
22	5.79	4.38	3.78	3.44	3.22	3.05	2.93	2.84	2.76	2.70	2.60	2.50	2.39	2.27	2.14	2.00
23	5.75	4.35	3.75	3.41	3.18	3.02	2.90	2.81	2.73	2.67	2.57	2.47	2.36	2.24	2.11	1.97
24	5.72	4.32	3.72	3.38	3.15	2.99	2.87	2.78	2.70	2.64	2.54	2.44	2.33	2.21	2.08	1.94
25	5.69	4.29	3.69	3.35	3.13	2.97	2.85	2.75	2.68	2.61	2.51	2.41	2.30	2.18	2.05	1.91
26	5.66	4.27	3.67	3.33	3.10	2.94	2.82	2.73	2.65	2.59	2.49	2.39	2.28	2.16	2.03	1.88
27	5.63	4.24	3.65	3.31	3.08	2.92	2.80	2.71	2.63	2.57	2.47	2.36	2.25	2.13	2.00	1.85
28	5.61	4.22	3.63	3.29	3.06	2.90	2.78	2.69	2.61	2.55	2.45	2.34	2.23	2.11	1.98	1.83
29	5.59	4.20	3.61	3.27	3.04	2.88	2.76	2.67	2.59	2.53	2.43	2.32	2.21	2.09	1.96	1.81
30	5.57	4.18	3.59	3.25	3.03	2.87	2.75	2.65	2.57	2.51	2.41	2.31	2.20	2.07	1.94	1.79
40	5.42	4.05	3.46	3.13	2.90	2.74	2.62	2.53	2.45	2.39	2.29	2.18	2.07	1.94	1.80	1.64
60	5.29	3.93	3.34	3.01	2.79	2.63	2.51	2.41	2.33	2.27	2.17	2.06	1.94	1.82	1.67	1.48
120	5.15	3.80	3.23	2.89	2.67	2.52	2.39	2.30	2.22	2.16	2.05	1.94	1.82	1.69	1.53	1.31
∞	5.02	3.69	3.12	2.79	2.57	2.41	2.29	2.19	2.11	2.05	1.94	1.83	1.71	1.57	1.39	1.00

附表 4 F 界值表（方差齐性检验用）（续）

$P = 0.10$

ν_2	ν_1															
	1	2	3	4	5	6	7	8	9	10	12	15	20	30	60	∞
1	161.45	199.50	215.71	224.58	230.16	233.99	236.77	238.88	240.54	241.88	243.91	245.95	248.01	250.10	252.20	254.31
2	18.51	19.00	19.16	19.25	19.30	19.33	19.35	19.37	19.38	19.40	19.41	19.43	19.45	19.46	19.48	19.50
3	10.13	9.55	9.28	9.12	9.01	8.94	8.89	8.85	8.81	8.79	8.74	8.70	8.66	8.62	8.57	8.53
4	7.71	6.94	6.59	6.39	6.26	6.16	6.09	6.04	6.00	5.96	5.91	5.86	5.80	5.75	5.69	5.63
5	6.61	5.79	5.41	5.19	5.05	4.95	4.88	4.82	4.77	4.74	4.68	4.62	4.56	4.50	4.43	4.37
6	5.99	5.14	4.76	4.53	4.39	4.28	4.21	4.15	4.10	4.06	4.00	3.94	3.87	3.81	3.74	3.67
7	5.59	4.74	4.35	4.12	3.97	3.87	3.79	3.73	3.68	3.64	3.57	3.51	3.44	3.38	3.30	3.23
8	5.32	4.46	4.07	3.84	3.69	3.58	3.50	3.44	3.39	3.35	3.28	3.22	3.15	3.08	3.01	2.93
9	5.12	4.26	3.86	3.63	3.48	3.37	3.29	3.23	3.18	3.14	3.07	3.01	2.94	2.86	2.79	2.71
10	4.96	4.10	3.71	3.48	3.33	3.22	3.14	3.07	3.02	2.98	2.91	2.85	2.77	2.70	2.62	2.54
11	4.84	3.98	3.59	3.36	3.20	3.09	3.01	2.95	2.90	2.85	2.79	2.72	2.65	2.57	2.49	2.40
12	4.75	3.89	3.49	3.26	3.11	3.00	2.91	2.85	2.80	2.75	2.69	2.62	2.54	2.47	2.38	2.30
13	4.67	3.81	3.41	3.18	3.03	2.92	2.83	2.77	2.71	2.67	2.60	2.53	2.46	2.38	2.30	2.21
14	4.60	3.74	3.34	3.11	2.96	2.85	2.76	2.70	2.65	2.60	2.53	2.46	2.39	2.31	2.22	2.13
15	4.54	3.68	3.29	3.06	2.90	2.79	2.71	2.64	2.59	2.54	2.48	2.40	2.33	2.25	2.16	2.07
16	4.49	3.63	3.24	3.01	2.85	2.74	2.66	2.59	2.54	2.49	2.42	2.35	2.28	2.19	2.11	2.01
17	4.45	3.59	3.20	2.96	2.81	2.70	2.61	2.55	2.49	2.45	2.38	2.31	2.23	2.15	2.06	1.96
18	4.41	3.55	3.16	2.93	2.77	2.66	2.58	2.51	2.46	2.41	2.34	2.27	2.19	2.11	2.02	1.92
19	4.38	3.52	3.13	2.90	2.74	2.63	2.54	2.48	2.42	2.38	2.31	2.23	2.16	2.07	1.98	1.88
20	4.35	3.49	3.10	2.87	2.71	2.60	2.51	2.45	2.39	2.35	2.28	2.20	2.12	2.04	1.95	1.84
21	4.32	3.47	3.07	2.84	2.68	2.57	2.49	2.42	2.37	2.32	2.25	2.18	2.10	2.01	1.92	1.81
22	4.30	3.44	3.05	2.82	2.66	2.55	2.46	2.40	2.34	2.30	2.23	2.15	2.07	1.98	1.89	1.78
23	4.28	3.42	3.03	2.80	2.64	2.53	2.44	2.37	2.32	2.27	2.20	2.13	2.05	1.96	1.86	1.76
24	4.26	3.40	3.01	2.78	2.62	2.51	2.42	2.36	2.30	2.25	2.18	2.11	2.03	1.94	1.84	1.73
25	4.24	3.39	2.99	2.76	2.60	2.49	2.40	2.34	2.28	2.24	2.16	2.09	2.01	1.92	1.82	1.71
26	4.23	3.37	2.98	2.74	2.59	2.47	2.39	2.32	2.27	2.22	2.15	2.07	1.99	1.90	1.80	1.69
27	4.21	3.35	2.96	2.73	2.57	2.46	2.37	2.31	2.25	2.20	2.13	2.06	1.97	1.88	1.79	1.67
28	4.20	3.34	2.95	2.71	2.56	2.45	2.36	2.29	2.24	2.19	2.12	2.04	1.96	1.87	1.77	1.65
29	4.18	3.33	2.93	2.70	2.55	2.43	2.35	2.28	2.22	2.18	2.10	2.03	1.94	1.85	1.75	1.64
30	4.17	3.32	2.92	2.69	2.53	2.42	2.33	2.27	2.21	2.16	2.09	2.01	1.93	1.84	1.74	1.62
40	4.08	3.23	2.84	2.61	2.45	2.34	2.25	2.18	2.12	2.08	2.00	1.92	1.84	1.74	1.64	1.51
60	4.00	3.15	2.76	2.53	2.37	2.25	2.17	2.10	2.04	1.99	1.92	1.84	1.75	1.65	1.53	1.39
120	3.92	3.07	2.68	2.45	2.29	2.18	2.09	2.02	1.96	1.91	1.83	1.75	1.66	1.55	1.43	1.25
∞	3.84	3.00	2.60	2.37	2.21	2.10	2.01	1.94	1.88	1.83	1.75	1.67	1.57	1.46	1.32	1.00

附表 5　q 界值表（Student-Newman-Keuls 法）

上行：$P = 0.05$　　下行：$P = 0.01$

ν	2	3	4	5	6	7	8	9	10
5	3.64	4.60	5.22	5.67	6.03	6.33	6.58	6.80	6.99
	5.70	6.98	7.80	8.42	8.91	9.32	9.67	9.97	10.24
6	3.46	4.34	4.90	5.30	5.63	5.90	6.12	6.32	6.49
	5.24	6.33	7.03	7.56	7.97	8.32	8.61	8.87	9.10
7	3.34	4.16	4.68	5.06	5.36	5.61	5.82	6.00	6.16
	4.95	5.92	6.54	7.01	7.37	7.68	7.94	8.17	8.37
8	3.26	4.04	4.53	4.89	5.17	5.40	5.60	5.77	5.92
	4.75	5.64	6.20	6.62	6.96	7.24	7.77	7.68	7.86
9	3.20	3.95	4.41	4.76	5.02	5.24	5.43	5.59	5.74
	4.60	5.43	5.96	6.35	6.66	6.91	7.13	7.33	7.49
10	3.15	3.88	4.33	4.15	4.91	5.12	5.30	5.46	5.60
	4.48	5.27	5.77	6.14	6.43	6.67	6.87	7.05	7.21
12	3.08	3.77	4.20	4.51	4.75	4.95	5.12	5.27	5.39
	4.32	5.05	5.50	5.84	6.10	6.32	6.51	6.67	6.81
14	3.03	3.70	4.11	4.41	4.64	4.83	4.99	5.13	5.25
	4.21	4.89	5.32	5.63	5.88	6.08	6.26	6.41	6.54
16	3.00	3.65	4.05	4.33	4.56	4.74	4.90	5.03	5.15
	4.13	4.79	5.19	5.49	5.72	5.92	6.08	6.22	6.35
18	2.97	3.61	4.00	4.28	4.49	4.67	4.82	4.96	5.07
	4.07	4.70	5.09	5.38	5.60	5.79	5.94	6.08	6.20
20	2.95	3.58	3.96	4.23	4.45	4.62	4.77	4.90	5.01
	4.02	4.64	5.02	5.29	5.51	5.69	5.84	5.97	6.09
30	2.89	3.49	3.85	4.10	4.30	4.46	4.60	4.72	4.82
	3.89	4.45	4.80	5.05	5.24	5.40	5.54	5.65	5.76
40	2.86	3.44	3.79	4.04	4.23	4.39	4.52	4.63	4.73
	3.82	4.37	4.70	4.93	5.11	5.26	5.39	5.50	5.60
60	2.83	3.40	3.74	3.98	4.16	4.31	4.44	4.55	4.65
	3.76	4.28	4.59	4.82	4.99	5.13	5.25	5.36	5.45
120	2.80	3.36	3.68	3.92	4.10	4.24	4.36	4.47	4.56
	3.70	4.20	4.50	4.71	4.87	5.01	5.12	5.21	5.30
∞	2.77	3.31	3.63	3.86	4.03	4.17	4.29	4.39	4.47
	3.64	4.12	4.40	4.60	4.76	4.88	4.99	5.08	5.16

附表 6 *q*′界值表（Dunnett 法）

上行：$P = 0.05$ 下行：$P = 0.01$

ν	组数，*a*								
	2	3	4	5	6	7	8	9	10
5	2.57	3.03	3.29	3.48	3.62	3.73	3.82	3.90	3.97
	4.03	4.63	4.98	5.22	5.41	5.56	5.69	5.80	5.89
6	2.45	2.86	3.10	3.26	3.39	3.49	3.57	3.64	3.71
	3.71	4.21	4.51	4.71	4.87	5.00	5.10	5.20	5.28
7	2.36	2.75	2.97	3.12	3.24	3.33	3.41	3.47	3.53
	3.50	3.95	4.21	4.39	4.53	4.64	4.74	4.82	4.89
8	2.31	2.67	2.88	3.02	3.13	3.22	3.29	3.35	3.41
	3.36	3.77	4.00	4.17	4.29	4.40	4.48	4.56	4.62
9	2.26	2.61	2.81	2.95	3.05	3.14	3.20	3.26	3.32
	3.25	3.63	3.85	4.01	4.12	4.22	4.30	4.37	4.43
10	2.23	2.57	2.76	2.89	2.99	3.07	3.14	3.19	3.24
	3.17	3.53	3.74	3.88	3.99	4.08	4.16	4.22	4.28
11	2.20	2.53	2.72	2.84	2.94	3.02	3.08	3.14	3.19
	3.11	3.45	3.65	3.79	3.89	3.98	4.05	4.11	4.16
12	2.18	2.50	2.68	2.87	2.90	2.98	3.04	3.09	3.14
	3.05	3.39	3.58	3.71	3.81	3.89	3.96	4.02	4.07
13	2.16	2.48	2.65	2.78	2.87	2.94	3.00	3.06	3.10
	3.01	3.33	3.52	3.65	3.74	3.82	3.89	3.94	3.99
14	2.14	2.46	2.63	2.75	2.84	2.91	2.97	3.02	3.07
	2.98	3.29	3.47	3.59	3.69	3.76	3.83	3.88	3.93
15	2.13	2.44	2.61	2.73	2.82	2.89	2.95	3.00	3.04
	2.95	3.25	3.43	3.55	3.64	3.71	3.78	3.83	3.88
16	2.12	2.42	2.59	2.71	2.80	2.87	2.92	2.97	3.02
	2.92	3.22	3.39	3.51	3.60	3.67	3.73	3.78	3.83
17	2.11	2.41	2.58	2.69	2.78	2.85	2.90	2.95	3.00
	2.90	3.19	3.36	3.47	3.56	3.63	3.69	3.74	3.79
18	2.10	2.40	2.56	2.68	2.76	2.83	2.89	2.94	2.98
	2.88	3.17	3.33	3.44	3.53	3.60	3.66	3.71	3.75
19	2.09	2.39	2.55	2.66	2.75	2.81	2.87	2.92	2.96
	2.86	3.15	3.31	3.42	3.50	3.57	3.63	3.68	3.72
20	2.09	2.38	2.54	2.65	2.73	2.80	2.86	2.90	2.95
	2.85	3.13	3.29	3.40	3.48	3.55	3.60	3.65	3.69
24	2.06	2.35	2.51	2.61	2.70	2.76	2.81	2.86	2.90
	2.80	3.07	3.22	3.32	3.40	3.47	3.52	3.57	3.61
30	2.04	2.32	2.47	2.58	2.66	2.72	2.77	2.82	2.86
	2.75	3.01	3.15	3.25	3.33	3.39	3.44	3.49	3.52
40	2.02	2.29	2.44	2.54	2.62	2.68	2.73	2.77	2.81
	2.70	2.95	3.09	3.19	3.26	3.32	3.37	3.41	3.44
60	2.00	2.27	2.41	2.51	2.58	2.64	2.69	2.73	2.77
	2.66	2.90	3.03	3.12	3.19	3.25	3.29	3.33	3.37
120	1.98	2.24	2.38	2.47	2.55	2.60	2.65	2.69	2.73
	2.62	2.85	2.97	3.06	3.12	3.18	3.22	3.26	3.29
∞	1.96	2.21	2.35	2.44	2.51	2.57	2.61	2.65	2.69
	2.58	2.79	2.92	3.00	3.06	3.11	3.15	3.19	3.22

附表7　百分率的可信区间

$1-\alpha=95\%$

n	0*	1	2	3	4	5	6	7	8	9	10	11	12	13
1	0—97.5													
2	0—84.2	1.3—98.7												
3	0—70.8	0.8—90.6	9.4—99.2											
4	0—60.2	0.6—80.6	6.8—93.2											
5	0—52.2	0.5—71.6	5.3—85.3	14.7—94.7										
6	0—45.9	0.4—64.1	4.3—77.7	11.8—88.2										
7	0—41.0	0.4—57.9	3.7—71.0	9.9—81.6	18.4—90.1									
8	0—36.9	0.3—52.7	3.2—65.1	8.5—75.5	15.7—84.3									
9	0—33.6	0.3—48.2	2.8—60.0	7.5—70.1	13.7—78.8	21.2—86.3								
10	0—30.8	0.3—44.5	2.5—55.6	6.7—65.2	12.2—73.8	18.7—81.3								
11	0—28.5	0.2—41.3	2.3—51.8	6.0—61.0	10.9—69.2	16.7—76.6	23.4—83.3							
12	0—26.5	0.2—38.5	2.1—48.4	5.5—57.2	9.9—65.1	15.2—72.3	21.1—78.9							
13	0—24.7	0.2—36.0	1.9—45.4	5.0—53.8	9.1—61.4	13.9—68.4	19.2—74.9	25.1—80.8						
14	0—23.2	0.2—33.9	1.8—42.8	4.7—50.8	8.4—58.1	12.8—64.9	17.7—71.1	23.0—77.0						
15	0—21.8	0.2—31.9	1.7—40.5	4.3—48.1	7.8—55.1	11.8—61.6	16.3—67.7	21.3—73.4	26.6—78.7					
16	0—20.6	0.2—30.2	1.6—38.3	4.0—45.6	7.3—52.4	11.0—58.7	15.2—64.6	19.8—70.1	24.7—75.3					
17	0—19.5	0.1—28.7	1.5—36.4	3.8—43.4	6.8—49.9	10.3—56.0	14.2—61.7	18.4—67.1	23.0—72.2	27.8—77.0				
18	0—18.5	0.1—27.3	1.4—34.7	3.6—41.4	6.4—47.6	9.7—53.5	13.3—59.0	17.3—64.3	21.5—69.2	26.0—74.0				
19	0—17.6	0.1—26.0	1.3—33.1	3.4—39.6	6.1—45.6	9.1—51.2	12.6—56.6	16.3—61.6	20.3—66.5	24.4—71.1	28.9—75.6			
20	0—16.8	0.1—24.9	1.2—31.7	3.2—37.9	5.7—43.7	8.7—49.1	11.9—54.3	15.4—59.2	19.1—63.9	23.1—68.5	27.2—72.8			
21	0—16.1	0.1—23.8	1.2—30.4	3.0—36.3	5.4—41.9	8.2—47.2	11.3—52.2	14.6—57.0	18.1—61.6	21.8—66.0	25.7—70.2	29.8—74.3		
22	0—15.4	0.1—22.8	1.1—29.2	2.9—34.9	5.2—40.3	7.8—45.4	10.7—50.2	13.9—54.9	17.2—59.3	20.7—63.6	24.4—67.8	28.2—71.8		
23	0—14.8	0.1—21.9	1.1—28.0	2.8—33.6	5.0—38.8	7.5—43.7	10.2—48.4	13.2—52.9	16.4—57.3	19.7—61.5	23.2—65.5	26.8—69.4	30.6—73.2	
24	0—14.2	0.1—21.1	1.0—27.0	2.7—32.4	4.7—37.4	7.1—42.2	9.8—46.7	12.6—51.1	15.6—55.3	18.8—59.4	22.1—63.4	25.6—67.2	29.1—70.9	
25	0—13.7	0.1—20.4	1.0—26.0	2.5—31.2	4.5—36.1	6.8—40.7	9.4—45.1	12.1—49.4	14.9—53.5	18.0—57.5	21.1—61.3	24.4—65.1	27.8—68.7	31.3—72.2

X

* 单侧97.5%可信区间。

附表7 百分率的可信区间（续1）

$1-\alpha = 95\%$

n	0*	1	2	3	4	5	6	7	8	9	10	11	12	13
26	0-13.2	0.1-19.6	0.9-25.1	2.4-30.2	4.4-34.9	6.6-39.4	9.0-43.6	11.6-47.8	14.3-51.8	17.2-55.7	20.2-59.4	23.4-63.1	26.6-66.6	29.9-70.1
27	0-12.8	0.1-19.0	0.9-24.3	2.4-29.2	4.2-33.7	6.3-38.1	8.6-42.3	11.1-46.3	13.8-50.2	16.5-54.0	19.4-57.6	22.4-61.2	25.5-64.7	28.7-68.1
28	0-12.3	0.1-18.3	0.9-23.5	2.3-28.2	4.0-32.7	6.1-36.9	8.3-41.0	10.7-44.9	13.2-48.7	15.9-52.4	18.6-55.9	21.5-59.4	24.5-62.8	27.5-66.1
29	0-11.9	0.1-17.8	0.8-22.8	2.2-27.4	3.9-31.7	5.8-35.8	8.0-39.7	10.3-43.5	12.7-47.2	15.3-50.8	17.9-54.3	20.7-57.7	23.5-61.1	26.4-64.3
30	0-11.6	0.1-17.2	0.8-22.1	2.1-26.5	3.8-30.7	5.6-34.7	7.7-38.6	9.9-42.3	12.3-45.9	14.7-49.4	17.3-52.8	19.9-56.1	22.7-59.4	25.5-62.6
31	0-11.2	0.1-16.7	0.8-21.4	2.0-25.8	3.6-29.8	5.5-33.7	7.5-37.5	9.6-41.1	11.9-44.6	14.2-48.0	16.7-51.4	19.2-54.6	21.8-57.8	24.5-60.9
32	0-10.9	0.1-16.2	0.8-20.8	2.0-25.0	3.5-29.0	5.3-32.8	7.2-36.4	9.3-40.0	11.5-43.4	13.7-46.7	16.1-50.0	18.6-53.2	21.1-56.3	23.7-59.4
33	0-10.6	0.1-15.8	0.7-20.2	1.9-24.3	3.4-28.2	5.1-31.9	7.0-35.5	9.0-38.9	11.1-42.3	13.3-45.5	15.6-48.7	18.0-51.8	20.4-54.9	22.9-57.9
34	0-10.3	0.1-15.3	0.7-19.7	1.9-23.7	3.3-27.5	5.0-31.1	6.8-34.5	8.7-37.9	10.7-41.2	12.9-44.4	15.1-47.5	17.4-50.5	19.7-53.5	22.2-56.4
35	0-10.0	0.1-14.9	0.7-19.2	1.8-23.1	3.2-26.7	4.8-30.3	6.6-33.6	8.4-36.9	10.4-40.1	12.5-43.3	14.6-46.3	16.9-49.3	19.1-52.2	21.5-55.1
36	0-9.7	0.1-14.5	0.7-18.7	1.8-22.5	3.1-26.1	4.7-29.5	6.4-32.8	8.2-36.0	10.1-39.2	12.1-42.2	14.2-45.2	16.3-48.1	18.6-51.0	20.8-53.8
37	0-9.5	0.1-14.2	0.7-18.2	1.7-21.9	3.0-25.4	4.5-28.8	6.2-32.0	8.0-35.2	9.8-38.2	11.8-41.2	13.8-44.1	15.9-47.0	18.0-49.8	20.2-52.5
38	0-9.3	0.1-13.8	0.6-17.7	1.7-21.4	2.9-24.8	4.4-28.1	6.0-31.3	7.7-34.3	9.6-37.3	11.4-40.2	13.4-43.1	15.4-45.9	17.5-48.7	19.6-51.4
39	0-9.0	0.1-13.5	0.6-17.3	1.6-20.9	2.9-24.2	4.3-27.4	5.9-30.5	7.5-33.5	9.3-36.5	11.1-39.3	13.0-42.1	15.0-44.9	17.0-47.6	19.1-50.2
40	0-8.8	0.1-13.2	0.6-16.9	1.6-20.4	2.8-23.7	4.2-26.8	5.7-29.8	7.3-32.8	9.1-35.6	10.8-38.5	12.7-41.2	14.6-43.9	16.6-46.5	18.6-49.1
41	0-8.6	0.1-12.9	0.6-16.5	1.5-19.9	2.7-23.1	4.1-26.2	5.6-29.2	7.2-32.1	8.8-34.9	10.6-37.6	12.4-40.3	14.2-42.9	16.1-45.5	18.1-48.1
42	0-8.4	0.1-12.6	0.6-16.2	1.5-19.5	2.7-22.6	4.0-25.6	5.4-28.5	7.0-31.4	8.6-34.1	10.3-36.8	12.1-39.5	13.9-42.0	15.7-44.6	17.6-47.1
43	0-8.2	0.1-12.3	0.6-15.8	1.5-19.1	2.6-22.1	3.9-25.1	5.3-27.9	6.8-30.7	8.4-33.4	10.0-36.0	11.8-38.6	13.5-41.2	15.3-43.7	17.2-46.1
44	0-8.0	0.1-12.0	0.6-15.5	1.4-18.7	2.5-21.7	3.8-24.6	5.2-27.4	6.6-30.1	8.2-32.7	9.8-35.3	11.5-37.8	13.2-40.3	15.0-42.8	16.8-45.2
45	0-7.9	0.1-11.8	0.5-15.1	1.4-18.3	2.5-21.2	3.7-24.1	5.1-26.8	6.5-29.5	8.0-32.1	9.6-34.6	11.2-37.1	12.9-39.5	14.6-41.9	16.4-44.3
46	0-7.7	0.1-11.5	0.5-14.8	1.4-17.9	2.4-20.8	3.6-23.6	4.9-26.3	6.3-28.9	7.8-31.4	9.4-33.9	10.9-36.4	12.6-38.8	14.3-41.1	16.0-43.5
47	0-7.5	0.1-11.3	0.5-14.5	1.3-17.5	2.4-20.4	3.5-23.1	4.8-25.7	6.2-28.3	7.6-30.8	9.1-33.3	10.7-35.7	12.3-38.0	13.9-40.3	15.6-42.6
48	0-7.4	0.1-11.1	0.5-14.3	1.3-17.2	2.3-20.0	3.5-22.7	4.7-25.2	6.1-27.8	7.5-30.2	8.9-32.6	10.5-35.0	12.0-37.3	13.6-39.6	15.3-41.8
49	0-7.3	0.1-10.9	0.5-14.0	1.3-16.9	2.3-19.6	3.4-22.2	4.6-24.8	5.9-27.2	7.3-29.7	8.8-32.0	10.2-34.3	11.8-36.6	13.3-38.9	14.9-41.1
50	0-7.1	0.1-10.6	0.5-13.7	1.3-16.5	2.2-19.2	3.3-21.8	4.5-24.3	5.8-26.7	7.2-29.1	8.6-31.4	10.0-33.7	11.5-36.0	13.1-38.2	14.6-40.3

*单侧97.5%可信区间。

附表 7　百分率的可信区间（续 2）

$1-\alpha = 95\%$

n	14	15	16	17	18	19	20	21	22	23	24	25
							X					
26												
27	31.9—71.3											
28	30.6—69.4											
29	29.4—67.5	32.5—70.6										
30	28.3—65.7	31.3—68.7										
31	27.3—64.0	30.2—66.9	33.1—69.8									
32	26.4—62.3	29.1—65.3	31.9—68.1									
33	25.5—60.8	28.1—63.6	30.8—66.5	33.5—69.2								
34	24.6—59.3	27.2—62.1	29.8—64.9	32.4—67.6								
35	23.9—57.9	26.3—60.6	28.8—63.4	31.4—66.0	34.0—68.6							
36	23.1—56.5	25.5—59.2	27.9—61.9	30.4—64.5	32.9—67.1							
37	22.5—55.2	24.8—57.9	27.1—60.5	29.5—63.1	31.9—65.6	34.4—68.1						
38	21.8—54.0	24.0—56.6	26.3—59.2	28.6—61.7	31.0—64.2	33.4—66.6						
39	21.2—52.8	23.4—55.4	25.6—57.9	27.8—60.4	30.1—62.8	32.4—65.2	34.8—67.6					
40	20.6—51.7	22.7—54.2	24.9—56.7	27.0—59.1	29.3—61.5	31.5—63.9	33.8—66.2					
41	20.1—50.6	22.1—53.1	24.2—55.5	26.3—57.9	28.5—60.3	30.7—62.6	32.9—64.9	35.1—67.1				
42	19.6—49.5	21.6—52.0	23.6—54.4	25.6—56.7	27.7—59.0	29.8—61.3	32.0—63.6	34.2—65.8				
43	19.1—48.5	21.0—50.9	23.0—53.3	25.0—55.6	27.0—57.9	29.1—60.1	31.2—62.3	33.3—64.5	35.5—66.7			
44	18.6—47.6	20.5—49.9	22.4—52.2	24.4—54.5	26.3—56.8	28.3—59.0	30.4—61.2	32.5—63.3	34.6—65.4			
45	18.2—46.6	20.0—49.0	21.9—51.2	23.8—53.5	25.7—55.7	27.7—57.8	29.6—60.0	31.7—62.1	33.7—64.2	35.8—66.3		
46	17.7—45.8	19.5—48.0	21.4—50.2	23.2—52.5	25.1—54.6	27.0—56.8	28.9—58.9	30.9—61.0	32.9—63.1	34.9—65.1		
47	17.3—44.9	19.1—47.1	20.9—49.3	22.7—51.5	24.5—53.6	26.4—55.7	28.3 57.8	30.2—59.9	32.1—61.9	34.1—63.9	36.1—65.9	
48	17.0—44.1	18.7—46.3	20.4—48.4	22.2—50.5	24.0—52.6	25.8—54.7	27.6 56.8	29.5—58.8	31.4—60.8	33.3—62.8	35.2—64.8	
49	16.6—43.3	18.3—45.4	19.9—47.5	21.7—49.6	23.4—51.7	25.2—53.8	27.0 55.8	28.8—57.8	30.7—59.8	32.5—61.7	34.4—63.7	36.3—65.6
50	16.2—42.5	17.9—44.6	19.5—46.7	21.2—48.8	22.9—50.8	24.7—52.8	26.4 54.8	28.2—56.8	30.0—58.7	31.8—60.7	33.7—62.6	35.5—64.5

附表 7 百分率的可信区间（续 3）

$1-\alpha = 95\%$

n	0*	1	2	3	4	5	6	7	8	9	10	11	12	13
1	0—99.5													
2	0—92.9	0.3—99.7												
3	0—82.9	0.2—95.9	4.1—99.8											
4	0—73.4	0.1—88.9	2.9—97.1											
5	0—65.3	0.1—81.5	2.3—91.7	8.3—97.7										
6	0—58.6	0.1—74.6	1.9—85.6	6.6—93.4										
7	0—53.1	0.1—68.5	1.6—79.7	5.5—88.2	11.8—94.5									
8	0—48.4	0.1—63.2	1.4—74.2	4.7—83.0	10.0—90.0									
9	0—44.5	0.1—58.5	1.2—69.3	4.2—78.1	8.7—85.4	14.6—91.3								
10	0—41.1	0.1—54.4	1.1—64.8	3.7—73.5	7.7—80.9	12.8—87.2								
11	0—38.2	0—50.9	1.0—60.8	3.3—69.3	6.9—76.7	11.4—83.1	16.9—88.6							
12	0—35.7	0—47.7	0.9—57.3	3.0—65.5	6.2—72.8	10.3—79.1	15.2—84.8							
13	0—33.5	0—44.9	0.8—54.1	2.8—62.1	5.7—69.1	9.4—75.5	13.8—81.1	18.9—86.2						
14	0—31.5	0—42.4	0.8—51.2	2.6—58.9	5.3—65.8	8.7—72.0	12.7—77.7	17.2—82.8						
15	0—29.8	0—40.2	0.7—48.6	2.4—56.1	4.9—62.7	8.0—68.8	11.7—74.4	15.9—79.5	20.5—84.1					
16	0—28.2	0—38.1	0.7—46.3	2.2—53.4	4.5—59.9	7.5—65.8	10.9—71.3	14.7—76.4	19.0—81.0					
17	0—26.8	0—36.3	0.6—44.1	2.1—51.0	4.3—57.3	7.0—63.1	10.1—68.5	13.7—73.4	17.6—78.1	21.9—82.4				
18	0—25.5	0—34.6	0.6—42.2	2.0—48.8	4.0—54.9	6.5—60.5	9.5—65.8	12.8—70.7	16.5—75.3	20.5—79.5				
19	0—24.3	0—33.1	0.6—40.4	1.9—46.8	3.8—52.7	6.2—58.2	9.0—63.3	12.1—68.1	15.5—72.6	19.2—76.8	23.2—80.8			
20	0—23.3	0—31.7	0.5—38.7	1.8—44.9	3.6—50.7	5.8—56.0	8.5—61.0	11.4—65.7	14.6—70.1	18.1—74.3	21.8—78.2			
21	0—22.3	0—30.4	0.5—37.2	1.7—43.2	3.4—48.8	5.5—53.9	8.0—58.8	10.8—63.4	13.8—67.7	17.1—71.8	20.5—75.8	24.2—79.5		
22	0—21.4	0—29.2	0.5—35.8	1.6—41.6	3.2—47.0	5.3—52.0	7.6—56.7	10.2—61.2	13.1—65.5	16.2—69.5	19.5—73.4	22.9—77.1		
23	0—20.6	0—28.1	0.5—34.5	1.5—40.1	3.1—45.3	5.0—50.2	7.3—54.8	9.7—59.2	12.5—63.4	15.4—67.4	18.5—71.2	21.8—74.8	25.2—78.2	
24	0—19.8	0—27.1	0.4—33.2	1.5—38.7	2.9—43.8	4.8—48.5	6.9—53.0	9.3—57.3	11.9—61.4	14.6—65.3	17.6—69.0	20.7—72.6	24.0—76.0	
25	0—19.1	0—26.2	0.4—32.1	1.4—37.4	2.8—42.4	4.6—47.0	6.6—51.4	8.9—55.5	11.3—59.5	14.0—63.3	16.8—67.0	19.7—70.5	22.8—73.9	26.1—77.2

X

* 单侧 99.5%可信区间。

附表 7 百分率的可信区间（续 4）

$1-\alpha = 95\%$

X

n	0*	1	2	3	4	5	6	7	8	9	10	11	12	13
26	0—18.4	0—25.3	0.4—31.0	1.3—36.2	2.7—41.0	4.4—45.5	6.4—49.8	8.5—53.8	10.9—57.8	13.4—61.5	16.1—65.1	18.9—68.6	21.8—71.9	24.9—75.1
27	0—17.8	0—24.5	0.4—30.0	1.3—35.1	2.6—39.7	4.2—44.1	6.1—48.3	8.2—52.3	10.4—56.1	12.8—59.7	15.4—63.3	18.1—66.7	20.9—70.0	23.8—73.1
28	0—17.2	0—23.7	0.4—29.1	1.2—34.0	2.5—38.5	4.1—42.8	5.9—46.9	7.9—50.8	10.0—54.5	12.3—58.1	14.8—61.6	17.3—64.9	20.0—68.1	22.8—71.3
29	0—16.7	0—23.0	0.4—28.2	1.2—33.0	2.4—37.4	3.9—41.6	5.6—45.5	7.6—49.3	9.6—53.0	11.9—56.5	14.2—59.9	16.7—63.2	19.2—66.4	21.9—69.5
30	0—16.2	0—22.3	0.4—27.4	1.2—32.0	2.3—36.3	3.8—40.4	5.4—44.3	7.3—48.0	9.3—51.6	11.4—55.0	13.7—58.3	16.0—61.6	18.5—64.7	21.1—67.7
31	0—15.7	0—21.6	0.3—26.6	1.1—31.1	2.3—35.3	3.7—39.3	5.3—43.1	7.0—46.7	9.0—50.2	11.0—53.6	13.2—56.9	15.5—60.0	17.8—63.1	20.3—66.1
32	0—15.3	0—21.0	0.3—25.9	1.1—30.3	2.2—34.4	3.5—38.3	5.1—41.9	6.8—45.5	8.7—48.9	10.6—52.2	12.7—55.4	14.9—58.5	17.2—61.6	19.6—64.5
33	0—14.8	0—20.4	0.3—25.2	1.1—29.5	2.1—33.5	3.4—37.3	4.9—40.9	6.6—44.3	8.4—47.7	10.3—50.9	12.3—54.1	14.4—57.1	16.6—60.1	18.9—63.0
34	0—14.4	0—19.9	0.3—24.5	1.0—28.7	2.0—32.6	3.3—36.3	4.8—39.8	6.4—43.2	8.1—46.5	10.0—49.7	11.9—52.8	13.9—55.8	16.1—58.7	18.3—61.5
35	0—14.0	0—19.4	0.3—23.9	1.0—28.0	2.0—31.8	3.2—35.4	4.6—38.9	6.2—42.2	7.9—45.4	9.7—48.5	11.5—51.5	13.5—54.5	15.6—57.4	17.7—60.1
36	0—13.7	0—18.9	0.3—23.3	1.0—27.3	1.9—31.0	3.1—34.6	4.5—37.9	6.0—41.2	7.6—44.3	9.4—47.4	11.2—50.4	13.1—53.3	15.1—56.1	17.1—58.8
37	0—13.3	0—18.4	0.3—22.7	0.9—26.6	1.9—30.3	3.0—33.7	4.4—37.1	5.8—40.2	7.4—43.3	9.1—46.3	10.9—49.2	12.7—52.1	14.6—54.8	16.6—57.5
38	0—13.0	0—18.0	0.3—22.2	0.9—26.0	1.8—29.6	3.0—33.0	4.2—36.2	5.7—39.3	7.2—42.4	8.8—45.3	10.6—48.2	12.3—50.9	14.2—53.7	16.1—56.3
39	0—12.7	0—17.6	0.3—21.7	0.9—25.4	1.8—28.9	2.9—32.2	4.1—35.4	5.5—38.5	7.0—41.4	8.6—44.3	10.3—47.1	12.0—49.8	13.8—52.5	15.7—55.1
40	0—12.4	0—17.2	0.3—21.2	0.8—24.8	1.7—28.3	2.8—31.5	4.0—34.6	5.4—37.6	6.8—40.5	8.4—43.4	10.0—46.1	11.7—48.8	13.4—51.4	15.3—54.0
41	0—12.1	0—16.8	0.3—20.7	0.8—24.3	1.7—27.6	2.7—30.8	3.9—33.9	5.2—36.8	6.6—39.7	8.1—42.5	9.7—45.2	11.4—47.8	13.1—50.4	14.8—52.9
42	0—11.9	0—16.4	0.2—20.3	0.8—23.8	1.6—27.1	2.7—30.2	3.8—33.2	5.1—36.1	6.5—38.9	7.9—41.6	9.5—44.3	11.1—46.8	12.7—49.4	14.5—51.9
43	0—11.6	0—16.0	0.2—19.8	0.7—23.3	1.6—26.5	2.6—29.6	3.7—32.5	5.0—35.3	6.3—38.1	7.7—40.8	9.3—43.4	10.8—45.9	12.4—48.4	14.1—50.9
44	0—11.3	0—15.7	0.2—19.4	0.7—22.8	1.6—25.9	2.5—29.0	3.6—31.8	4.9—34.6	6.2—37.3	7.6—40.0	9.1—42.5	10.5—45.0	12.1—47.5	13.7—49.9
45	0—11.1	0—15.4	0.2—19.0	0.7—22.3	1.5—25.4	2.5—28.4	3.6—31.2	4.7—33.9	6.0—36.6	7.4—39.2	8.8—41.7	10.3—44.2	11.8—46.6	13.4—48.9
46	0—10.9	0—15.1	0.2—18.6	0.7—21.9	1.5—24.9	2.4—27.8	3.5—30.6	4.6—33.3	5.9—35.9	7.2—38.4	8.6—40.9	10.0—43.3	11.5—45.7	13.1—48.0
47	0—10.7	0—14.8	0.2—18.3	0.7—21.5	1.5—24.4	2.4—27.3	3.4—30.0	4.5—32.7	5.7—35.2	7.0—37.7	8.4—40.2	9.8—42.5	11.3—44.9	12.8—47.2
48	0—10.5	0—14.5	0.2—17.9	0.7—21.0	1.4—24.0	2.3—26.8	3.3—29.5	4.4—32.1	5.6—34.6	6.9—37.0	8.2—39.4	9.6—41.8	11.0—44.1	12.5—46.3
49	0—10.2	0—14.2	0.2—17.6	0.7—20.7	1.4—23.5	2.3—26.3	3.3—28.9	4.3—31.5	5.5—34.0	6.7—36.4	8.0—38.7	9.4—41.0	10.8—43.3	12.2—45.5
50	0—10.1	0—13.9	0.2—17.3	0.7—20.3	1.4—23.1	2.2—25.8	3.2—28.4	4.2—30.9	5.4—33.3	6.6—35.7	7.9—38.0	9.2—40.3	10.6—42.5	12.0—44.7

* 单侧 99.5% 可信区间。

附表 7 百分率的可信区间（续 5）

$1 - \alpha = 99\%$

n	14	15	16	17	18	19	20	21	22	23	24	25
26												
27	26.9—76.2											
28	25.7—74.3											
29	24.7—72.4	27.6—75.3										
30	23.7—70.7	26.5—73.5										
31	22.8—69.0	25.5—71.8	28.2—74.5									
32	22.0—67.4	24.6—70.1	27.2—72.8									
33	21.3—65.8	23.7—68.5	26.2—71.2	28.8—73.8								
34	20.6—64.3	22.9—67.0	25.3—69.6	27.8—72.2								
35	19.9—62.9	22.2—65.5	24.5—68.1	26.9—70.6	29.4—73.1							
36	19.3—61.5	21.5—64.1	23.7—66.7	26.0—69.2	28.4—71.6							
37	18.7—60.2	20.8—62.7	23.0—65.3	25.2—67.7	27.5—70.1	29.9—72.5						
38	18.1—58.9	20.2—61.4	22.3—63.9	24.5—66.3	26.7—68.7	29.0—71.0						
39	17.6—57.7	19.6—60.2	21.7—162.6	23.8—65.0	25.9—67.4	28.1—69.7	30.3—71.9					
40	17.1—56.5	19.1—59.0	21.0—61.4	23.1—63.7	25.2—66.1	27.3—68.3	29.5—70.5					
41	16.7—55.4	18.5—57.8	20.5—60.2	22.4—62.5	24.5—64.8	26.5—67.0	28.6—69.2	30.8—71.4				
42	16.2—54.3	18.1—56.7	19.9—59.0	21.8—61.3	23.8—63.6	25.8—65.8	27.8—67.9	29.9—70.1				
43	15.8—53.2	17.6—55.6	19.4—57.9	21.3—60.2	23.2—62.4	25.1—64.6	27.1—66.7	29.1—68.8	31.2—70.9			
44	15.4—52.2	17.2—54.5	18.9—56.8	20.7—59.0	22.6—61.2	24.5—63.4	26.4—65.5	28.4—67.6	30.4—69.6			
45	15.1—51.3	16.7—53.5	18.5—55.8	20.2—58.0	22.0—60.1	23.9—62.3	25.7—64.3	27.7—66.4	29.6—68.4	31.6—70.4		
46	14.7—50.3	16.3—52.6	18.0—54.8	19.7—56.9	21.5—59.1	23.3—61.2	25.1—63.2	27.0—65.3	28.9—67.2	30.8—69.2		
47	14.4—49.4	16.0—51.6	17.6—53.8	19.3—55.9	21.0—58.0	22.7—60.1	24.5—62.1	26.3—64.1	28.2—66.1	30.0—68.1	31.9—70.0	
48	14.0—48.5	15.6—50.7	17.2—52.9	18.8—55.0	20.5—57.0	22.2—59.1	23.9—61.1	25.7—63.1	27.5—65.0	29.3—66.9	31.2—68.8	
49	13.7—47.7	15.2—49.8	16.8—52.0	18.4—54.0	20.0—56.1	21.7—58.1	23.4—60.1	25.1—62.0	26.9—63.9	28.6—65.8	30.5—67.7	32.3—69.5
50	13.4—46.9	14.9—49.0	16.4—51.1	18.0—53.1	19.6—55.1	21.2—57.1	22.9—59.1	24.5—61.0	26.3—62.9	28.0—64.8	29.8—66.6	31.6—68.4

X

附表 8　χ² 界值表

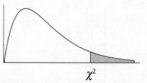

ν	概率, P												
	0.995	0.990	0.975	0.950	0.900	0.750	0.500	0.250	0.100	0.050	0.025	0.010	0.005
1					0.02	0.10	0.45	1.32	2.71	3.84	5.02	6.63	7.88
2	0.01	0.02	0.05	0.10	0.21	0.58	1.39	2.77	4.61	5.99	7.38	9.21	10.60
3	0.07	0.11	0.22	0.35	0.58	1.21	2.37	4.11	6.25	7.81	9.35	11.34	12.84
4	0.21	0.30	0.48	0.71	1.06	1.92	3.36	5.39	7.78	9.49	11.14	13.28	14.86
5	0.41	0.55	0.83	1.15	1.61	2.67	4.35	6.63	9.24	11.07	12.83	15.09	16.75
6	0.68	0.87	1.24	1.64	2.20	3.45	5.35	7.84	10.64	12.59	14.45	16.81	18.55
7	0.99	1.24	1.69	2.17	2.83	4.25	6.35	9.04	12.02	14.07	16.01	18.48	20.28
8	1.34	1.65	2.18	2.73	3.49	5.07	7.34	10.22	13.36	15.51	17.53	20.09	21.95
9	1.73	2.09	2.70	3.33	4.17	5.90	8.34	11.39	14.68	16.92	19.02	21.67	23.59
10	2.16	2.56	3.25	3.94	4.87	6.74	9.34	12.55	15.99	18.31	20.48	23.21	25.19
11	2.60	3.05	3.82	4.57	5.58	7.58	10.34	13.70	17.28	19.68	21.92	24.72	26.76
12	3.07	3.57	4.40	5.23	6.30	8.44	11.34	14.85	18.55	21.03	23.34	26.22	28.30
13	3.57	4.11	5.01	5.89	7.04	9.30	12.34	15.98	19.81	22.36	24.74	27.69	29.82
14	4.07	4.66	5.63	6.57	7.79	10.17	13.34	17.12	21.06	23.68	26.12	29.14	31.32
15	4.60	5.23	6.26	7.26	8.55	11.04	14.34	18.25	22.31	25.00	27.49	30.58	32.80
16	5.14	5.81	6.91	7.96	9.31	11.91	15.34	19.37	23.54	26.30	28.85	32.00	34.27
17	5.70	6.41	7.56	8.67	10.09	12.79	16.34	20.49	24.77	27.59	30.19	33.41	35.72
18	6.26	7.01	8.23	9.39	10.86	13.68	17.34	21.60	25.99	28.87	31.53	34.81	37.16
19	6.84	7.63	8.91	10.12	11.65	14.56	18.34	22.72	27.20	30.14	32.85	36.19	38.58
20	7.43	8.26	9.59	10.85	12.44	15.45	19.34	23.83	28.41	31.41	34.17	37.57	40.00
21	8.03	8.90	10.28	11.59	13.24	16.34	20.34	24.93	29.62	32.67	35.48	38.93	41.40
22	8.64	9.54	10.98	12.34	14.04	17.24	21.34	26.04	30.81	33.92	36.78	40.29	42.80
23	9.26	10.2	11.69	13.09	14.85	18.14	22.34	27.14	32.01	35.17	38.08	41.64	44.18
24	9.89	10.86	12.40	13.85	15.66	19.04	23.34	28.24	33.20	36.42	39.36	42.98	45.56
25	10.52	11.52	13.12	14.61	16.47	19.94	24.34	29.34	34.38	37.65	40.65	44.31	46.93
26	11.16	12.20	13.84	15.38	17.29	20.84	25.34	30.43	35.56	38.89	41.92	45.64	48.29
27	11.81	12.88	14.57	16.15	18.11	21.75	26.34	31.53	36.74	40.11	43.19	46.96	49.64
28	12.46	13.56	15.31	16.93	18.94	22.66	27.34	32.62	37.92	41.34	44.46	48.28	50.99
29	13.12	14.26	16.05	17.71	19.77	23.57	28.34	33.71	39.09	42.56	45.72	49.59	52.34
30	13.79	14.95	16.79	18.49	20.60	24.48	29.34	34.80	40.26	43.77	46.98	50.89	53.67
40	20.71	22.16	24.43	26.51	29.05	33.66	39.34	45.62	51.81	55.76	59.34	63.69	66.77
50	27.99	29.71	32.36	34.76	37.69	42.94	49.33	56.33	63.17	67.50	71.42	76.15	79.49
60	35.53	37.48	40.48	43.19	46.46	52.29	59.33	66.98	74.40	79.08	83.30	88.38	91.95
70	43.28	45.44	48.76	51.74	55.33	61.70	69.33	77.58	85.53	90.53	95.02	100.43	104.21
80	51.17	53.54	57.15	60.39	64.28	71.14	79.33	88.13	96.58	101.88	106.63	112.33	116.32
90	59.20	61.75	65.65	69.13	73.29	80.62	89.33	98.65	107.57	113.15	118.14	124.12	128.30
100	67.33	70.06	74.22	77.93	82.36	90.13	99.33	109.14	118.50	124.34	129.56	135.81	140.17

附表 9 T 界值表(配对比较的符号秩和检验用)

n	单侧:双侧:	0.05 0.10	0.025 0.050	0.01 0.02	0.005 0.010
5		0—15			
6		2—19	0—21		
7		3—25	2—26	0—28	
8		5—31	3—33	1—35	0—36
9		8—37	5—40	3—42	1—44
10		10—45	8—47	5—50	3—52
11		13—53	10—56	7—59	5—61
12		17—61	13—65	9—69	7—71
13		21—70	17—74	12—79	9—82
14		25—80	21—84	15—90	12—93
15		30—90	25—95	19—101	15—105
16		35—101	29—107	23—113	19—117
17		41—112	34—119	27—126	23—130
18		47—124	40—131	32—139	27—144
19		53—137	46—144	37—153	32—158
20		60—150	52—158	43—167	37—173
21		67—164	58—173	49—182	42—189
22		75—178	65—188	55—198	48—205
23		83—193	73—203	62—214	54—222
24		91—209	81—219	69—231	61—239
25		100—225	89—236	76—249	68—257
26		110—241	98—253	84—267	75—276
27		119—259	107—271	92—286	83—295
28		130—276	116—290	101—305	91—315
29		140—295	126—309	110—325	100—335
30		151—314	137—328	120—345	109—356
31		163—333	147—349	130—366	118—378
32		175—353	159—369	140—388	128—400
33		187—374	170—391	151—410	138—423
34		200—395	182—413	162—433	148—447
35		213—417	195—435	173—457	159—471
36		227—439	208—458	185—481	171—495
37		241—462	221—482	198—505	182—521
38		256—485	235—506	211—530	194—547
39		271—509	249—531	224—556	207—573
40		286—534	264—556	238—582	220—600
41		302—559	279—582	252—609	233—628
42		319—584	294—609	266—637	247—656
43		336—610	310—636	281—665	261—685
44		353—637	327—663	296—694	276—714
45		371—664	343—692	312—723	291—744
46		389—692	361—720	328—753	307—774
47		407—721	378—750	345—783	322—806
48		426—750	396—780	362—814	339—837
49		446—779	415—810	379—846	355—870
50		466—809	434—841	397—878	373—902

附表 10　T 界值表（两组比较的秩和检验用）

	单侧	双侧
1行	$P = 0.050$	$P = 0.10$
2行	$P = 0.025$	$P = 0.05$
3行	$P = 0.010$	$P = 0.02$
4行	$P = 0.005$	$P = 0.01$

$T=15$

1　2　3　4　5　6　7　8

n_1（较小）	0	1	2	3	4	5	6	7	8	9	10
2				3−13	3−15	3−17	4−18	4−20	4−22	4−24	5−25
							3−19	3−21	3−23	3−25	4−26
3	6−15	6−18	7−20	8−22	8−25	9−27	10−29	10−32	11−34	11−37	12−39
		6−21	7−23	7−26	8−28	8−31	9−33	9−36	10−38	10−41	
					6−27	6−30	7−32	7−35	7−38	8−40	8−43
							6−33	6−36	6−39	7−41	7−44
4	11−25	12−28	13−31	14−34	15−37	16−40	17−43	18−46	19−49	20−52	21−55
	10−26	11−29	12−32	13−35	14−38	14−42	15−45	16−48	17−51	18−54	19−57
		10−30	11−33	11−37	12−40	13−43	13−47	14−50	15−53	15−57	16−60
			10−34	10−38	11−41	11−45	12−48	12−52	13−55	13−59	14−62
5	19−36	20−40	21−44	23−47	24−51	26−54	27−58	28−62	30−65	31−69	33−72
	17−38	18−42	20−45	21−49	22−53	23−57	24−61	26−64	27−68	28−72	29−76
	16−39	17−43	18−47	19−51	20−55	21−59	22−63	23−67	24−71	25−75	26−79
	15−40	16−44	16−49	17−53	18−57	19−61	20−65	21−69	22−73	22−78	23−82
6	28−50	29−55	31−59	33−63	35−67	37−71	38−76	40−80	42−84	44−88	46−92
	26−52	27−57	29−61	31−65	32−70	34−74	35−79	37−83	38−88	40−92	42−96
	24−54	25−59	27−63	28−68	29−73	30−78	32−82	33−87	34−92	36−96	37−101
	23−55	24−60	25−65	26−70	27−75	28−80	30−84	31−89	32−94	33−99	34−104
7	39−66	41−71	43−76	45−81	47−86	49−91	52−95	54−100	56−105	58−110	61−114
	36−69	38−74	40−79	42−84	44−89	46−94	48−99	50−104	52−109	54−114	56−119
	34−71	35−77	37−82	39−87	40−93	42−98	44−103	45−109	47−114	49−119	51−124
	32−73	34−78	35−84	37−89	38−95	40−100	41−106	43−111	44−117	46−122	47−128
8	51−85	54−90	56−96	59−101	62−106	64−112	67−117	69−123	72−128	75−133	77−139
	49−87	51−93	53−99	55−105	58−110	60−116	62−122	65−127	67−133	70−138	72−144
	45−91	47−97	49−103	51−109	53−115	56−120	58−126	60−132	62−138	64−144	66−150
	43−93	45−99	47−105	49−111	51−117	53−123	54−130	56−136	58−142	60−148	62−154
9	66−105	69−111	72−117	75−123	78−129	81−135	84−141	87−147	90−153	93−159	96−165
	62−109	65−115	68−121	71−127	73−134	76−140	79−146	82−152	84−159	87−165	90−171
	59−112	61−119	63−126	66−132	68−139	71−145	73−152	76−158	78−165	81−171	83−178
	56−115	58−122	61−128	63−135	65−142	67−149	69−156	72−162	74−169	76−176	78−183
10	82−128	86−134	89−141	92−148	96−154	99−161	103−167	106−174	110−180	113−187	117−193
	78−132	81−139	84−146	88−152	91−159	94−166	97−173	100−180	103−187	107−193	110−200
	74−136	77−143	79−151	82−158	85−165	88−172	91−179	93−187	96−194	99−201	102−208
	71−139	73−147	76−154	79−161	81−169	84−176	86−184	89−191	92−198	94−206	97−213

附表 11 H 界值表(三组比较的秩和检验 Kruskal-Wallis 法)

n	n₁	n₂	n₃	0.10	0.05	0.025	0.01	0.001
8	5	2	1	4.200	5.000			
	4	2	2	4.458	5.333	5.500		
	4	3	1	4.056	5.208	5.833		
	3	3	2	4.556	5.361	5.556		
9	7	1	1	4.267				
	6	2	1	4.200	4.822	5.600		
	5	2	2	4.373	5.160	6.000	6.533	
	5	3	1	4.018	4.960	6.044		
	4	3	2	4.511	5.444	6.000	6.444	
	4	4	1	4.167	4.967	6.167	6.667	
	3	3	3	4.622	5.600	5.956	7.200	
10	8	1	1	4.418				
	7	2	1	4.200	4.706	5.727		
	6	2	2	4.545	5.345	5.745	6.655	
	6	3	1	3.909	4.855	5.945	6.873	
	5	3	2	4.651	5.251	6.004	6.909	
	5	4	1	3.987	4.985	5.858	6.955	
	4	3	3	4.709	5.791	6.155	6.745	
	4	4	2	4.555	5.455	6.327	7.036	
11	8	2	1	4.011	4.909	5.420		
	7	2	2	4.526	5.143	5.818	7.000	
	7	3	1	4.173	4.952	5.758	7.030	
	6	3	2	4.682	5.348	6.136	6.970	
	6	4	1	4.038	4.947	5.856	7.106	
	5	3	3	4.533	5.648	6.315	7.079	8.727
	5	4	2	4.541	5.273	6.068	7.205	8.591
	5	5	1	4.109	5.127	6.000	7.309	
	4	4	3	4.613	5.598	6.394	7.144	8.909
12	8	2	2	4.587	5.356	5.817	6.663	
	8	3	1	4.010	4.881	6.064	6.804	
	7	3	2	4.582	5.357	6.201	6.839	8.654
	7	4	1	4.121	4.986	5.791	6.986	
	6	3	3	4.590	5.615	6.436	7.410	8.692
	6	4	2	4.494	5.340	6.186	7.340	8.827
	6	5	1	4.128	4.990	5.951	7.182	
	5	4	3	4.549	5.656	6.410	7.445	8.795
	5	5	2	4.623	5.338	6.346	7.338	8.938
	4	4	4	4.654	5.692	6.615	7.654	9.269
13	8	3	2	4.451	5.316	6.195	7.022	8.791
	8	4	1	4.038	5.044	5.885	6.973	8.901
	7	3	3	4.603	5.620	6.449	7.228	9.262
	7	4	2	4.549	5.376	6.184	7.321	9.198
	7	5	1	4.035	5.064	5.953	7.061	9.178
	6	4	3	4.604	5.610	6.538	7.500	9.170
	6	5	2	4.596	5.338	6.196	7.376	9.189
	6	6	1	4.000	4.945	5.923	7.121	9.692
	5	4	4	4.668	5.657	6.673	7.760	9.168
	5	5	3	4.545	5.705	6.549	7.578	9.284
14	8	3	3	4.543	5.617	6.588	7.350	9.426
	8	4	2	4.500	5.393	6.193	7.350	9.293
	8	5	1	3.967	4.869	5.864	7.110	9.579
	7	4	3	4.527	5.623	6.578	7.550	9.670
	7	5	2	4.485	5.393	6.221	7.450	9.640
	7	6	1	4.033	5.067	6.067	7.254	9.747
	6	4	4	4.595	5.681	6.667	7.795	9.681
	6	5	3	4.535	5.602	6.667	7.590	9.669
	6	6	2	4.438	5.410	6.210	7.467	9.752
	5	5	4	4.523	5.666	6.760	7.823	9.606
15	8	4	3	4.529	5.623	6.562	7.585	9.742
	8	5	2	4.466	5.415	6.260	7.440	9.781
	8	6	1	4.015	5.015	5.933	7.256	9.840
	7	4	4	4.562	5.650	6.707	7.814	9.841
	7	5	3	4.535	5.607	6.627	7.697	9.874
	7	6	2	4.500	5.357	6.223	7.490	10.060
	7	7	1	3.986	4.986	6.057	7.157	9.871
	6	5	4	4.522	5.661	6.750	7.936	9.961
	6	6	3	4.558	5.625	6.725	7.725	10.150
	5	5	5	4.560	5.780	6.740	8.000	9.920
16	8	4	4	4.561	5.779	6.750	7.853	10.010
	8	5	3	4.514	5.614	6.614	7.706	10.040
	8	6	2	4.463	5.404	6.294	7.522	10.110
	8	7	1	4.045	5.041	6.047	7.308	10.030
	7	5	4	4.542	5.733	6.738	7.931	10.160
	7	6	3	4.550	5.689	6.694	7.756	10.260
	7	7	2	4.491	5.398	6.328	7.491	10.240
	6	5	5	4.547	5.729	6.788	8.028	10.290
	6	6	4	4.548	5.724	6.812	8.000	10.340
17	8	5	4	4.549	5.718	6.782	7.992	10.290
	8	6	3	4.575	5.678	6.658	7.796	10.370
	8	7	2	4.451	5.403	6.339	7.571	10.360
	8	8	1	4.044	5.039	6.005	7.314	10.160
	7	5	5	4.571	5.708	6.835	8.108	10.450
	7	6	4	4.562	5.706	6.787	8.039	10.460
	7	7	3	4.613	5.688	6.708	7.810	10.450
	6	6	5	4.542	5.765	6.848	8.124	10.520
18	8	5	5	4.555	5.769	6.843	8.116	10.640
	8	6	4	4.563	5.743	6.795	8.045	10.630
	8	7	3	4.556	5.698	6.671	7.827	10.540
	8	8	2	4.509	5.408	6.351	7.654	10.460
	7	6	5	4.560	5.770	6.857	8.157	10.750
	7	7	4	4.563	5.766	6.788	8.142	10.690
	6	6	6	4.643	5.801	6.889	8.222	10.890
19	8	6	5	4.550	5.750	6.867	8.226	10.890
	8	7	4	4.548	5.759	6.837	8.118	10.840
	8	8	3	4.555	5.734	6.682	7.889	10.690
	7	6	6	4.530	5.730	6.897	8.257	11.000
	7	7	5	4.546	5.746	6.886	8.257	10.920
20	8	6	6	4.599	5.770	6.932	8.313	11.100
	8	7	5	4.551	5.782	6.884	8.242	11.030
	8	8	4	4.579	5.743	6.886	8.168	10.970
	7	7	6	4.568	5.793	6.927	8.345	11.130
21	8	7	6	4.553	5.781	6.917	8.333	11.280
	8	8	5	4.573	5.761	6.920	8.297	11.180
	7	7	7	4.594	5.818	6.954	8.378	11.320
22	8	7	7	4.585	5.802	6.980	8.363	11.420
	8	8	6	4.572	5.779	6.953	8.367	11.370
23	8	8	7	4.571	5.791	6.980	8.419	11.550
24	8	8	8	4.595	5.805	6.995	8.465	11.700
27	9	9	9	4.582	5.845	7.041	8.564	11.950
∞	∞	∞	∞	4.605	5.991	7.378	9.210	13.820

附表 12 *M* 界值表（区组设计的秩和检验 Friedman 法）

处理数	区组数	*P*			处理数	区组数	*P*		
	b	0.10	0.05	0.01		*b*	0.10	0.05	0.01
$k=3$	3	6.000	6.000		$k=4$	3	6.600	7.400	9.000
	4	6.000	6.500	8.000		4	6.300	7.800	9.600
	5	5.200	6.400	8.400		5	6.360	7.800	9.960
	6	5.333	7.000	9.000		6	6.400	7.600	10.20
	7	5.429	7.143	8.857		7	6.429	7.800	10.54
	8	5.250	6.250	9.000		8	6.300	7.650	10.50
	9	5.556	6.222	9.556		9	6.200	7.667	10.73
	10	5.000	6.200	9.600		10	6.360	7.680	10.68
	11	5.091	6.545	9.455		11	6.273	7.691	10.75
	12	5.167	6.500	9.500		12	6.300	7.700	10.80
	13	4.769	6.615	9.385		13	6.138	7.800	10.85
	14	5.143	6.143	9.143		14	6.343	7.714	10.89
	15	4.933	6.400	8.933		15	6.280	7.720	10.92
	16	4.875	6.500	9.375		16	6.300	7.800	10.95
	17	5.059	6.118	9.294		17	6.318	7.800	11.05
	18	4.778	6.333	9.000		18	6.333	7.733	10.93
	19	5.053	6.421	9.579		19	6.347	7.863	11.02
	20	4.900	6.300	9.300		20	6.240	7.800	11.10
	21	4.952	6.095	9.238		∞	6.251	7.815	11.34
	22	4.727	6.091	9.091	$k=5$	3	7.467	8.533	10.13
	23	4.957	6.348	9.391		4	7.600	8.800	11.20
	24	5.083	6.250	9.250		5	7.680	8.960	11.68
	25	4.880	6.080	8.960		6	7.733	9.067	11.87
	26	4.846	6.077	9.308		7	7.771	9.143	12.11
	27	4.741	6.000	9.407		8	7.700	9.200	12.30
	28	4.571	6.500	9.214		9	7.733	9.244	12.44
	29	5.034	6.276	9.172		∞	7.779	9.488	13.28
	30	4.867	6.200	9.267	$k=6$	3	8.714	9.857	11.76
	31	4.839	6.000	9.290		4	9.000	10.29	12.71
	32	4.750	6.063	9.250		5	9.000	10.49	13.23
	33	4.788	6.061	9.152		6	9.048	10.57	13.62
	34	4.765	6.059	9.176		∞	9.236	11.07	15.09
	∞	4.605	5.991	9.210					

附表 13　随机排列表（$n=20$）

编号	1	2	3	4	5	6	7	8	9	10	11	12	13	14	15	16	17	18	19	20	r_s
1	1	15	19	13	17	5	4	7	9	14	12	18	10	16	11	20	3	6	2	8	−0.1519
2	13	19	15	11	4	10	17	9	5	7	12	14	1	18	8	2	3	16	20	6	−0.1850
3	13	12	20	3	9	6	14	17	1	16	19	18	7	4	10	2	5	11	15	8	−0.1955
4	2	12	7	11	5	8	15	10	6	17	20	18	9	16	1	19	14	4	3	13	0.1368
5	4	7	20	13	6	19	2	14	16	5	18	3	17	1	11	9	15	10	8	12	−0.0090
6	15	4	1	12	17	19	13	8	7	14	18	9	10	16	11	2	3	6	5	20	−0.0947
7	10	11	1	18	5	12	14	20	19	8	3	17	4	9	6	13	7	15	16	2	−0.0692
8	14	7	9	18	17	5	6	20	11	12	2	4	13	10	15	3	16	8	1	19	−0.1128
9	3	16	6	14	13	10	5	1	9	12	19	11	20	15	18	7	8	17	4	2	0.0361
10	4	13	1	19	10	11	6	17	15	2	7	12	3	18	14	9	16	8	20	5	0.1729
11	13	5	20	3	8	15	4	19	7	6	12	17	14	2	11	1	18	10	16	9	0.0301
12	2	16	9	18	13	8	11	19	1	10	15	7	20	5	12	6	3	17	14	4	.−0.0947
13	7	15	5	9	11	10	13	6	17	14	16	1	19	4	8	3	20	18	12	2	0.0316
14	14	13	15	1	17	12	5	3	16	4	8	20	10	11	18	19	6	2	7	9	−0.1188
15	8	7	6	4	5	14	10	16	12	17	11	20	19	15	13	3	9	18	1	2	0.0496
16	1	2	18	19	11	12	17	9	8	7	5	13	16	4	6	15	20	3	14	10	0.0827
17	6	18	7	19	8	10	20	9	17	16	1	5	3	14	4	11	13	12	2	15	−0.1865
18	19	14	15	1	4	3	13	18	9	11	16	5	2	12	7	10	20	8	6	17	−0.0181
19	13	3	14	11	20	5	17	16	1	8	9	12	2	18	15	6	4	10	19	7	−0.0647
20	9	17	12	7	8	6	15	10	2	20	13	5	11	1	3	16	19	18	4	14	0.0677
21	7	13	10	11	20	5	4	14	15	16	9	19	18	8	1	2	17	3	12	6	−0.1835
22	17	9	11	4	6	15	16	8	14	2	12	10	20	1	18	13	3	5	19	7	−0.0496
23	11	8	4	10	19	3	17	15	16	7	1	18	20	2	6	9	12	13	14	5	−0.0105
24	8	11	10	13	17	18	15	19	2	5	6	16	9	4	7	3	14	1	20	12	−0.1729
25	1	10	15	19	6	9	20	7	14	12	16	4	8	2	18	11	5	3	17	13	−0.0195
26	6	18	3	10	19	1	14	5	20	11	16	2	17	7	4	12	9	8	15	13	0.0421
27	20	1	16	3	14	12	19	4	15	7	10	18	13	5	8	2	6	9	11	17	−0.1218
28	14	10	16	9	5	3	20	2	4	11	12	18	13	1	7	15	19	17	8	6	0.0526
29	11	16	5	4	15	17	13	6	18	2	14	19	1	9	3	8	12	7	10	20	−0.0286
30	15	9	18	4	5	7	3	17	12	1	10	16	14	20	19	2	13	8	6	11	0.0301

附表 14 随机数字表

编号	1~10	11~20	21~30	31~40	41~50
1	88 69 22 93 86	34 87 52 64 67	85 29 90 06 61	39 00 68 69 23	82 05 45 29 18
2	37 96 71 27 39	38 18 07 31 33	95 66 33 65 76	78 61 05 59 93	01 86 01 65 56
3	39 50 41 65 95	02 02 75 18 06	28 77 31 87 37	63 95 22 59 54	75 42 23 99 69
4	44 61 61 04 61	45 05 67 02 96	13 89 39 65 59	88 52 12 85 06	94 30 76 13 09
5	35 52 42 71 12	02 94 23 59 81	19 41 24 83 74	92 34 41 08 61	6 15 12 16 00
6	35 19 33 29 64	84 15 27 27 99	84 18 68 46 13	41 86 65 37 20	97 10 25 23 95
7	40 07 33 74 07	56 84 60 82 46	20 34 70 39 29	21 38 52 39 38	25 56 19 69 29
8	16 50 08 32 88	00 48 34 47 73	05 81 52 56 16	42 17 39 50 53	00 05 74 25 50
9	04 23 41 25 70	09 53 50 72 17	09 04 86 65 46	48 98 53 04 37	23 09 65 88 33
10	39 03 86 03 69	79 78 09 55 84	51 48 82 38 88	47 09 02 77 78	36 97 78 68 92
11	20 97 61 38 82	00 79 54 59 42	86 89 36 81 80	41 36 23 21 41	04 70 12 41 66
12	00 21 45 44 37	80 85 61 07 94	98 65 41 55 83	01 18 39 14 38	47 16 64 53 25
13	92 47 80 25 30	75 30 35 43 65	38 73 27 99 20	98 94 36 88 48	85 78 26 90 08
14	41 97 55 77 12	21 70 47 75 94	29 95 56 39 87	92 56 56 16 50	33 92 39 70 56
15	09 67 70 42 77	87 07 01 07 27	68 36 27 55 63	42 04 15 44 57	07 09 29 33 77
16	24 36 37 95 29	02 72 27 39 27	17 65 96 55 67	67 27 42.57 18	09 35 27 60 34
17	72 88 99 63 42	10 48 10 08 83	59 10 30 21 74	04 71 83 88 28	42 62 02 58 04
18	48 97 89 54 53	53 54 20 99 09	56 45 49 26 21	88 73 89 93 53	67 52 65 52 03
19	51 16 11 09 24	89 07 72 74 51	33 13 00 94 84	81 92 02 48 92	53 29 93 06 53
20	75 67 53 15 79	79 73 43 38 75	92 54 80 72 91	82 07 58 05 66	36 41 60 29 53
21	45 64 16 79 62	83 03 74 43 82	26 74 85 68 91	53 59 45 45 28	63 99 42 29 97
22	66 91 82 85 42	11 78 95 18 69	38 77 70 71 91	87 06 94 69 54	22 63 40 94 67
23	72 83 61 98 37	97 89 54 56 27	41 30 79 28 87	75 81 39 21 77	94 41 34 52 37
24	03 50 92 81 20	92 72 87 22 30	38 30 88 33 64	28 34 65 60 30	86 91 97 94 54
25	99 52 61 47 98	43 52 67 36 05	91 56 46 35 83	46 95 41 08 11	26 17 70 88 25
26	74 94 92 22 30	14 04 63 87 13	87 89 74 39 89	03 98 70 21 56	64 80 59 23 26
27	32 98 72 70 22	66 98 76 70 59	32 94 81 58 43	64 39 57 45 35	84 28 30 83 11
28	39 10 95 09 83	90 49 94 58 13	81 18 18 67 77	82 72 56 20 74	36 85 94 06 94
29	23 79 88 40 92	91 63 73 79 37	19 37 52 72 71	78 22 38 61 52	20 61 72 01 62
30	91 67 82 72 10	88 51 63 69 46	56 66 58 21 91	90 82 26 84 91	52 27 37 01 86
31	29 82 41 79 19	53 18 04 38 49	88 41 12 04 32	20 88 70 21 24	73 92 03 78 19
32	63 95 60 38 71	96 42 47 71 48	23 05 01 72 07	13 25 92 42 35	15 89 79 83 56
33	55 89 21 83 51	06 83 19 78 32	01 19 99 99 48	54 60 31 59 33	10 31 30 92 99
34	51 22 66 68 24	72 32 64 47 78	59 12 53 96 94	50 43 56 34 36	28 80 82 3 82
35	38 26 96 14 31	17 38 69 63 65	63 16 95 25 83	48 12 91 69 77	69 33 39 25 83
36	24 04 51 07 44	21 58 47 02 59	65 11 86 41 80	33 41 63 95 78	53 36 61 59 60
37	21 36 55 87 64	80 41 28 84 58	73 69 97 96 37	80 05 88 50 75	08 81 88 12 23
38	92 00 95 46 70	36 92 21 65 40	58 21 23 55 89	68 61 60 47 71	52 83 22 37 31
39	27 09 02 96 73	52 82 60 25 18	57 74 39 81 79	88 19 99 56 15	89 91 26 74 34
40	52 94 64 60 62	92 16 76 14 55	43 41 88 86 87	03 08 02 24 71	33 70 88 98 75
41	49 95 47 75 75	45 50 75 87 20	29 11 29 52 30	96 30 66 27 57	95 92 57 35 90
42	29 67 86 51 76	34 07 57 64 71	02 81 26 00 97	00 74 63 87 88	53 93 69 55 35
43	27 55 02 92 10	16 36 11 08 16	58 25 63 15 84	91 53 34 39 98	09 51 45 23 55
44	62 79 06 85 40	85 01 97 47 43	64 39 58 24 77	19 07 89 98 20	82 00 85 54 09
45	90 68 20 46 68	39 77 57 86 97	18 76 19 20 17	61 70 39 18 70	89 86 88 12 84
46	94 71 25 51 24	38 01 94 19 91	32 87 73 19 43	69 18 82 83 47	71 87 22 21 80
47	04 84 08 54 85	19 59 46 33 95	77 91 26 61 94	75 16 82 88 96	59 41 26 94 53
48	84 79 41 24 48	02 30 30 84 66	34 61 15 44 76	50 66 72 89 26	29 63 61 86 02
49	73 68 33 46 81	37 83 92 02 73	05 11 69 17 65	37 84 70 17 68	28 41 76 92 30
50	09 98 42 09 49	19 20 43 72 64	97 97 74 78 65	11 14 83 53 76	98 75 65 83 85

附录 B 英汉医学统计学词汇

A

accuracy	准确度,准确性
actual frequency	实际频数
adjusted determinant coefficient	校正确定系数
adjusted multiple correlation coefficient	校正复相关系数
adjusted rate	调整率
alternative hypothesis	备择假设
analysis of variance,ANOVA	方差分析
arcsine of square root transformation	平方根反正弦变换
arithmetic mean	算术均数

B

binomial distribution	二项分布
biostatistics	生物统计学
bivariate normal distribution	二元正态分布
blind method	盲法
block	区组

C

census	普查
central limit theorem	中心极限定理
central tendency	集中趋势
chi-square test	卡方检验
circle chart	圆图
classification	分组
clinical trial	临床试验
cluster sampling	整群抽样
coefficient of determination	决定系数
coefficient of product-moment correlation	积差相关系数
coefficient of variation	变异系数

combined(pooled) variance	合并方差
complete survey	全面调查
completely randomized design	完全随机设计
confidence band	可信带
confidence interval,CI	可信(置信)区间
confidence limit,CL	可信(置信)限
constant	常数项
contingency coefficient	列联系数
correction for continuity	连续性校正
correlation	相关关系
critical value	(临)界值
cure rate	治愈率

D

degree of freedom	自由度
dependent variable	应变量
distribution free	任意分布
double blinding	双盲

E

equal variance	等方差
exact probabilities in fourfold table	四格表的确切概率法
experiment design	实验设计
explanatory variable	解释变量,自变量
extrapolation	外推

F

fourfold table	四格表
frequency table	频数表

G

geometric mean	几何均数
goodness of fit	拟合优度
grouped data	分组资料

H

heterogeneity	异质性,间杂性
histogram	直方图
homogeneity	同质性
homoscedasticity	方差齐性
hypothesis test	假设检验
hypothesis under test(to be tested)	检验假设

I

incidence rate	发病率
independent	独立性,独立的
independent variable	自变量
individual variation	个体变异
intercept	截距
interpolation	内插
interquartile range	四分位数间距
interval estimation	区间估计

L

least square estimation	最小二乘估计
least square method	最小二乘法
line graph	线图
linear correlation	直线相关
linear correlation coefficient	直线回归系数
linear regression	直线回归
logarithmic transformation	对数变换
log-normal distribution	对数正态分布
lower limit	下限

M

mean	均数
mean square,MS	均方
median	中位数

| medical statistics | 医学统计学 |
| multiple comparisons | 多重比较 |

N

negative correlation	负相关
negative skew	负偏态
normal distribution	正态分布
normality	正态性
no-treatment control	空白对照
null hypothesis	原假设

O

one-sided test	单侧检验
one-tailed probability	单尾概率
one-way ANOVA	单因素方差分析
ordinal category	有序多分类
overall survey	普查

P

paired design	配对设计
paired(matched) t-test	配对 t 检验
parameter	参数
parameter estimation	参数估计
percent bar graph	百分条图
percentile	百分位数
perfect negative correlation	完全负相关
perfect positive correlation	完全正相关
pie graph	圆图
placebo	安慰剂
placebo control	安慰剂对照
point estimation	点估计
population	总体,人口
population mean	总体均数
population size	人口数,总体大小

positive control	阳性对照
positive correlation	正相关
positive skew	正偏态
power of a test	检验的效能
precision	精密度,精确性
predicted value	预测值,估计值
prevalence rate	患病率
prevalence study	患病调查
probability	概率
proportion	构成比
prospective studies	前瞻性调查
P-value	P 值

Q

qualitative data	定性资料
quantitative data	定量资料
quartile	四分位数

R

random error	随机误差
random number	随机数字
random sampling	随机抽样
random variable	随机变量
randomization	随机化
randomized allocation	随机分配
randomized block design	随机区组设计
randomized controlled trial,RCT	随机对照试验
range	极差(全距)
rank correlation	等级(秩)相关
rank sum	秩和
rank sum test	秩和检验
rank transformation	秩变换
ranked data	等级资料
rate	率

ratio	比
raw data	原始数据
reciprocal transformation	倒数变换
rectification	直线化
regression coefficient	回归系数
regression to the mean	向均数回归
relative frequency	相对频率
relative number	相对数
residual	残差
residual standard deviation	剩余标准差
residual sum of squares	剩余平方和
response variable	应变量,因变量

S

sample	样本
sample size	样本量
sampling error	抽样误差
sampling fraction	抽样比
sampling study	抽样研究
sampling survey	抽样调查
scatter diagram	散点图
seed	种子数
self-controlled design	自身对照设计
sensitivity	灵敏度
sex ratio	性别比
significance level, α	检验水准
simple correlation	简单相关
simple random sampling	单纯随机抽样
simple regression	简单回归
skewness	偏态
slope	斜率
specificity	特异度
square root transformation	平方根变换
standard deviation about regression	剩余标准差

standard deviation,SD	标准差
standard error,SE	标准误
standard error of estimation	剩余标准差
standard normal deviate	标准正态离差
standard normal distribution	标准正态分布
standard t deviate	标准 t 离差
standardization method	标准化法
standardized rate	标准化率
statistical graph	统计图
statistical inference	统计推断
statistical significance	统计学意义
statistical table	统计表
stratification	分层
stratified cluster sampling	分层整群抽样
stratified randomization	分层随机化
stratified sampling	分层抽样
sum of squares of deviations from mean	离均差平方和
sums of squares about mean	总变异
sums of squares about regression	剩余变异
sums of squares due to regression	回归贡献
systematic error	系统误差
systematic sampling	系统抽样

T

t -distribution	t 分布
tendency of dispersion	离散趋势
test statistic	检验统计量
theoretical frequency	理论频数
transformation	变换
t -test	t 检验
two-sided test	双侧检验
two-tailed probability	双尾概率
two-way ANOVA	两因素方差分析
type I error	第一类错误

type II error	第二类错误

U

upper limit	上限
u -test	u 检验

V

variable	变量
variance	方差
variation	变异

W

weighing coefficients	权重系数
weight	权重
weighted average, weighted mean	加权均数
weighting method	加权法

Z

zero correlation	零相关

附录 C   选择题

（24 学时仅适用 1～35 题）

1. 比较 2 岁男童和成年男子身高的变异大小宜采用（　　　）。
   A. 方差　　　　　B. 变异系数　　　　C. 标准差　　　　　D. 四分位数间距

2. 某地 5 人接种某疫苗后抗体滴度为 1：20、1：40、1：80、1：160、1：320。为求平均抗体滴度,最好选用（　　　）。
   A. 中位数　　　　B. 几何均数　　　　C. 算术平均数　　　D. 四分位数

3. 均数和标准差适用于描述下列哪个资料的特征（　　　）。
   A. 健康成年男子身高　　　　　　　B. 成年男子血铅含量
   C. 成年男子发汞含量　　　　　　　D. 健康成年男子心功能分级

4. 某地甲、乙、丙三组人的体重(kg)的均值与标准差如下：

组别	n	$\bar{X}$	s
甲	10	60	5
乙	20	55	7
丙	20	50	9

   则体重的三组总平均是（　　　）kg。
   A. 80　　　　　　B. 55　　　　　　　C. 50　　　　　　　D. 54

5. 各观察值均加上同一个不为 0 的数后,（　　　）。
   A. 均数不变,标准差改变　　　　　B. 均数改变,标准差不变
   C. 两者均改变　　　　　　　　　　D. 两者均不变

6. 为了由样本推断总体,样本应该是（　　　）。
   A. 总体中任意的一部分　　　　　　B. 总体中有意义的一部分
   C. 总体中的有代表性一部分　　　　D. 总体中的典型部分

7. 数据 1.1、4、5.2、3、2.5、5 的中位数为（　　　）。
   A. 2.5　　　　　B. 5　　　　　　　C. 3.5　　　　　　D. 4

8. 两样本均数比较的假设检验中,差别有统计学意义时,P 越小,说明（　　　）。
   A. 两样本均数差别越大　　　　　　B. 两总体均数差别越大
   C. 越有理由认为两样本均数不同　　D. 越有理由认为两总体均数不同

9. 假设检验中,若把犯第一类错误的概率 α 定得很小,则对犯第二类错误的概率 β 而言（　　　）。
   A. β 也变小　　　　　　　　　　B. β 会变大

C. β 与 α 始终相等   D. β 变大或变小无法确定

10. 两样本均数间差别的 t 检验时，查 t 界值表的自由度为（   ）。

  A. $n-1$ B. $(r-1)(c-1)$

  C. n_1+n_2-2 D. 1

11. 第二类错误是指（   ）。

  A. H_0 成立，假设检验结果未拒绝 H_0 B. H_1 成立，假设检验结果拒绝 H_0

  C. H_0 成立，假设检验结果未拒绝 H_1 D. H_1 成立，假设检验结果不拒绝 H_0

12. 当样本量 n 固定时，选择下列哪个检验水准得到的检验效能最低（   ）。A.

  $\alpha=0.01$ B. $\alpha=0.05$ C. $\alpha=0.10$ D. $\alpha=0.15$

13. 第一类错误是指（   ）。

  A. H_0 成立，假设检验结果未拒绝 H_0 B. H_0 成立，假设检验结果拒绝 H_0

  C. H_1 成立，假设检验结果未拒绝 H_1 D. H_1 成立，假设检验结果拒绝 H_1

14. 标准误反映（   ）。

  A. 抽样误差的大小   B. 总体参数的波动大小

  C. 重复实验准确度的高低   D. 数据的离散程度

15. 在样本均数与总体均数差别的假设检验中，结果为 $P<\alpha$ 而拒绝 H_0，接受 H_1，原因是（   ）。

  A. H_0 假设成立的可能性小于 α

  B. H_1 假设成立的可能性大于 $1-\alpha$

  C. H_0 成立的可能性小于 α 且 H_1 成立的可能性大于 $1-\alpha$

  D. 从 H_0 成立的总体中抽样得到此样本或更极端情况的可能性小于 α

16. 对于 t 分布来说，同样的检验水准 α 下，随着自由度的增大，t 的界值将会（   ）。

  A. 增大   B. 减小   C. 不变   D. 不确定

17. $\frac{s}{\sqrt{n}}$ 表示（   ）。

  A. 总体均数的离散程度   B. 总体标准差的离散程度

  C. 样本均数的离散程度   D. 样本标准差的离散程度

18. 在总体方差相等的条件下，由两个独立样本计算两个总体均数之差的可信区间包含了 0，则可认为（   ）。

  A. 两样本均数差别无统计意义   B. 两样本均数差别有统计意义

  C. 两总体均数差别无统计意义   D. 两总体均数差别有统计意义

19. 说明某现象发生强度的指标为（   ）。

  A. 平均数   B. 率   C. 构成比   D. 相对比

20. 构成比用来反映( )。

    A. 某现象发生的强度　　　　　　　B. 表示两个同类指标的比

    C. 反映某事物内部各部分占全部的比重　D. 表示某一现象在时间顺序的排列

21. 说明两个有关联的同类指标之比为( )。

    A. 率　　　　　B. 构成比　　　　C. 频率　　　　D. 相对比

22. 为比较两个同级、同类医院某年的治愈率。若各医院各科病人数的内部构成不同时,为避免假象,关键在于进行( )。

    A. 分科比较　　B. 分病比较　　　C. 率的标准化　　D. 率的检验

23. 用二项分布直接计算概率法检验,$H_0: \pi = 0.4$,$H_1: \pi < 0.4$。当样本量 $n = 10$,阳性数 $X = 3$ 时,为作统计推断应将概率( )与检验水准 α 比较。

    A. $P(X=3)$　　B. $P(X \leqslant 3)$　　C. $P(X>3)$　　D. $P(X \geqslant 3)$

24. 计算麻疹疫苗接种后血清抗体的阳转率,分子为( )。

    A. 麻疹易感儿数　　　　　　　　　B. 麻疹患儿人数

    C. 麻疹疫苗接种人数　　　　　　　D. 麻疹疫苗接种后的阳转人数

25. 两样本率比较的四格表资料中,$a=26,b=0,c=18,d=1$,则( )。

    A. 用 χ^2 检验　　　　　　　　　B. 用校正 χ^2 检验

    C. 用确切概率法　　　　　　　　　D. 以上均可用

26. χ^2 检验中自由度的计算公式是( )。

    A. 行数×列数　　　　　　　　　　B. $n-1$

    C. $n-k$　　　　　　　　　　　　D. (行数-1)×(列数-1)

27. $R \times C$ 表周边合计不变时,某格子实际频数若有改变,则相应的理论频数( )。

    A. 增加　　　　B. 减少　　　　　C. 不变　　　　D. 不一定

28. 配对比较的秩和检验的基本思想是:如果假设 H_0 成立,则对样本来说( )。

    A. 正秩和大于负秩和　　　　　　　B. 负秩和大于正秩和

    C. 正秩和与负秩和相差不大　　　　D. 正秩和与负秩和相差很大

29. 某医生采用两种方法培养细菌100株,观察结果分为阴性和阳性,最后整理成配对四格表,各单元格的频数分别为 $a=38,b=10,c=12,d=40$,分析两法培养结果有无差别,可进行( )。

    A. 未校正的 McNemar 配对 χ^2 检验　B. 未校正的 Pearson χ^2 检验

    C. 校正的 McNemar 配对 χ^2 检验　　D. 校正的 Pearson χ^2 检验

30. 成组比较的秩和检验的基本思想是,如果 H_0 成立,则( )。

    A. 各组的理论秩和应当等于 $N(N+1)/2$,N 为总例数

    B. 各组的理论秩和应当等于 $N(N+1)/4$,N 为总例数

C. 各组的实际秩和应当正好等于理论秩和

D. 各组的实际秩和应当和理论秩和相差不大

31. 检测了两组患者的心功能分级,结果如下。则 A 组的理论秩和为( )。

A 组：Ⅰ、Ⅱ、Ⅳ、Ⅰ、Ⅲ、Ⅱ、Ⅳ、Ⅲ、Ⅳ、Ⅱ

B 组：Ⅲ、Ⅱ、Ⅳ、Ⅰ、Ⅱ、Ⅲ、Ⅲ、Ⅳ、Ⅳ、Ⅱ、Ⅳ

    A. 110   B. 121   C. 231   D. 115.5

32. 实验研究中,设立对照是为了( )。

    A. 排除抽样误差对分析的干扰   B. 减少第一类错误

    C. 排除非处理因素对分析的干扰   D. 减少第二类错误

33. 有关分层随机抽样的说法,正确的是( )。

    A. 不适用层间差别太大时   B. 不适用于各层含量相差太大时

    C. 在层间差别较大时更适用   D. 在层间差别较小时更适用

34. 实验设计的基本原则是( )。

    A. 对照、随机、均衡   B. 随机、重复、均衡

    C. 对照、重复、随机   D. 随机、对照、齐同

35. 研究设计中,"重复"的作用之一是( )。

    A. 增强各组间的可比性   B. 避免过大的抽样误差

    C. 使各组的离散程度减小   D. 避免估计参数时的偏倚

36. 完全随机设计的方差分析中,必然有( )。

    A. $SS_{组内} < SS_{组间}$ B. $MS_{组内} < MS_{组间}$

    C. $MS_{总} = MS_{组内} + MS_{组间}$ D. $SS_{总} = SS_{组内} + SS_{组间}$

37. 随机区组设计的方差分析中,$\nu_{区组}$ 等于( )。

    A. $\nu_{总} - \nu_{误差}$ B. $\nu_{总} - \nu_{处理}$

    C. $\nu_{处理} - \nu_{误差}$ D. $\nu_{总} - \nu_{处理} - \nu_{误差}$

38. 方差分析中,组间变异主要反映的是( )。

    A. 处理因素的作用   B. 非处理因素的作用

    C. 测量误差   D. 抽样误差

39. 四个均数比较,若方差分析结果 $F > F_{0.05(\nu_1, \nu_2)}$,则( )。

    A. $\mu_1 = \mu_2 = \mu_3 = \mu_4$ B. $\mu_1 \neq \mu_2 \neq \mu_3 \neq \mu_4$

    C. 至少有两个样本均数不等   D. 至少有两个总体均数不等

40. 方差分析中,当 $P < 0.05$ 时,结果( )。

    A. 可认为各样本均数都不相等   B. 可认为各总体均数不全相等

    C. 可认为各样本均数不全相等   D. 可认为各总体均数都不相等

41. 方差分析中,组内变异反映的是( )。
    A. 处理因素的作用　　　　　　　　B. 所有因素的作用
    C. 抽样误差　　　　　　　　　　　D. 非抽样误差

42. 随机区组设计资料的方差分析中,为推断处理因素不同水平的效应是否不同,所查 F 界值表中的分母自由度为( )自由度。
    A. 处理组　　　B. 误差　　　C. 区组　　　D. 总

43. 对某资料中变量 X 与 Y 进行相关分析,Pearson 相关系数为 0.5,对其进行假设检验得 $P=0.34$,则( )。
    A. 尚不能认为 X 与 Y 间有线性关系　　　B. 可以认为 X 与 Y 间有线性关系
    C. 可以肯定 X 与 Y 间有线性关系　　　　D. 可以肯定 X 与 Y 间无线性关系

44. 设 ρ 为总体相关系数,根据实际资料算得样本相关系数 r 后,需进行假设检验,其原假设应该是( )。
    A. $H_0: r=0$　　　B. $H_0: r\neq 0$　　　C. $H_0: \rho=0$　　　D. $H_0: \rho\neq 0$

45. 同一双变量资料,进行直线相关与回归分析,有( )。
    A. $r>0$,$b<0$　　B. $r>0$,$b>0$　　C. $r<0$,$b>0$　　D. $r=b$

46. 用最小二乘法确定直线回归方程的原则是各观察点( )。
    A. 距直线的纵向距离相等　　　　　　B. 距直线的纵向距离平方和最小
    C. 与直线的垂直距离相等　　　　　　D. 与直线的垂直距离平方和最小

47. 根据 20 对 (X,Y) 数据算得相关系数 r 后进行假设检验,若用 t 检验,自由度应该是( )。
    A. 38　　　　　B. 19　　　　　C. 18　　　　　D. 17

48. 直线回归分析的应用条件之一是正态性,所谓正态性是指( )。
    A. X 和 Y 均服从正态分布　　　　　B. 回归系数服从正态分布
    C. X 服从正态分布　　　　　　　　D. 给定 X 时,Y 服从于正态分布

49. 相关系数的 Fisher 的 z 变换是( )。
    A. $\dfrac{e^{2z}-1}{e^{2z}+1}$　　　　B. $\dfrac{e^{2z}+1}{e^{2z}-1}$　　　　C. $\dfrac{1}{2}\ln\left[\dfrac{1-r}{1+r}\right]$　　　　D. $\dfrac{1}{2}\ln\left[\dfrac{1+r}{1-r}\right]$

50. 对两个呈线性趋势的变量 X 与 Y 进行相关分析,$r=0.7$,已知 Y 的离均差平方和为 100,则( )。
    A. 残差平方和为 49　　　　　　　B. 剩余标准差为 10
    C. 回归平方和为 49　　　　　　　D. 回归的贡献为 51

参考文献

1. 陆守曾,董玉恒编著. 医用统计工具表. 吉林人民出版社,1978.

2. 杨树勤主编. 中国医学百科全书·医学统计学. 上海科学技术出版社,1985.

3. 郭祖超主编. 医用数理统计方法(第三版). 人民卫生出版社,1988.

4. 杨树勤主编. 卫生统计学(第三版). 人民卫生出版社,1993.

5. 方积乾主编. 医学统计学与电脑实验(第二版). 上海科学技术出版社,2001.

6. 陈启光主编. 医学统计学. 东南大学出版社,2002.

7. 陆守曾,陈峰主编. 医学统计学(第三版). 中国统计出版社,2016.

8. 孙振球主编. 医学统计学. 人民卫生出版社,2002.

9. 陈峰主编. 现代医学统计方法与 Stata 应用(第二版). 中国统计出版社,2003.

10. 徐勇勇主编. 医学统计学. 高等教育出版社(第二版),2004.

11. Sir Ronald Aylmer Fisher. *Statistical Methods for Research Works*, 12th edition. Oliver and Boyd Ltd,1954.

12. Hill, AB. *A Short Textbook of Medical Statistics*. Hodder and Stoughton,1977.

13. Steel,RGD,Torrie,JH. *Principles and Procedures of Statistics*, 2nd edition. McGraw-Hill Book Company,1980.

14. Zar,JH. *Biostatistical Analysis*. Prentice-Hall,Inc,1984.

15. Armitage,P & Berry,G. *Statistical Methods in medical Research*, 3rd edition. Blackwell Science,1994.

16. Bland,M. *An Introduction to Medical Statistics*, 2nd edition. Oxford University Press,1995.